一生健康的

用药必知
系列
科普丛书

①

U0212169

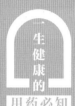

一生健康的用药必知系列科普丛书 ✳

丛书总主编：赵　杰
名誉总主编：阚全程
副 总 主 编：王婧雯　文爱东　王海峰　李朵璐　杨　勇
组 织 编 写：中华医学会临床药学分会

孕育健康好宝宝——
孕产期用药必知

分册主编：魏继福　徐阿晶　程　虹
副 主 编：魏梦琳　李　想　潘祺琦　赵午煦　张　春　蒋巧俐
编　　委：（以姓氏笔画为序）

马　婧　王　涵　卢　云　刘　亮　刘小华　李　想　吴　迪　吴建华
余　敏　汪辰龙　张　觅　张　春　张颖佩　陈霁晖　周　佳　周艳君
赵午煦　徐阿晶　郭　苗　曹梦妲　蒋巧俐　程　虹　鄢　欢　潘　晨
潘祺琦　魏继福　魏梦琳

孕育健康好宝宝

孕产期用药必知

丛书总主编·赵杰

名誉总主编：阚全程
组织编写：中华医学会临床药学分会
分册主编：魏继福 徐阿晶 程 虹

人民卫生出版社
·北京·

阈序

药物的使用在疾病的预防、诊断、治疗中几乎贯穿始终。根据 2019 年世界卫生组织公布的数据，由用药引发的不良事件是全球导致住院死亡和伤残的重大原因之一，全球 1/10 的住院人次由药物不良事件导致，15% 的住院花费由药物不良事件产生。然而，83% 的药物不良事件是可以预防的，关键在于用药是否合理。根据调查，民众大多不了解正确的服药方法和服药原则，缺乏安全用药常识。因此，向大众传播合理用药的知识和理念，开展全民健康用药科普势在必行。

现代医学模式从传统的疾病治疗转向健康管理，健康教育变得尤为重要。党的十九大报告明确提出了"实施健康中国战略"，将"为人民群众提供全方位全周期健康服务"上升到国家战略高度。随着人们对用药安全愈加重视，用药科普宣传逐渐增多，其目的是要让民众对错误用药行为从认识上、行为上作出改变。科普看似简单，其实不然，做好科普是一项高层次、高难度、高科技含量的创造性工作。优秀的科普读物应具备权威、通俗、活泼的特征，然而，目前市售的用药科普读物普遍存在内容不严谨、语言不贴近百姓、可读性不佳、覆盖人群不全面等问题。

《一生健康的用药必知》系列科普丛书是在国家大力倡导"以治病为中心"向"以人民健康为中心"转变的背景下应运而生的，由中华医学会临床药学分会专业平台推出，组织全国各专业药学专家精心策划编写而成。全套丛书聚焦百姓用药问题，针对常见用药误区和知识盲点，把用药的风险意识传递给民众，让民众重视用药问题，树立起合理用药的理念。其内容科学实用，使读者阅读后对全生命周期的每一环，以及常见生活场景中出现的用药问题都能有所了解。这套丛书在表现形式上力求生动活泼、贴近百姓；在语言表达上力求通俗易懂、简洁明了，面向更广泛的受众，帮助民众树立健康意识。可以说，本套丛书的出版必将对促进全民健康、提高国民教育水平，产生全局性和战略性的意义。

本套丛书的撰写凝聚了所有编者的智慧和辛劳，在此向你们致以衷心的感谢和诚挚的敬意！

杨序

作为一名医务工作者，我始终关注着中国老百姓的用药安全和科普教育。我国医学科普传播与欧美发达国家相比，仍然处于相对落后状态。国家统计局 2019 年数据显示，我国公众具备基本科学素养的人数虽较之前有了大幅提升，达到了 8.47%，但仅相当于发达国家 10 年前的水平。随着生活水平的提高，民众健康意识开始觉醒，新媒体的发展也使科普工作有了更丰富、更灵活的方式。但面对漫天的"医学科普"、良莠不齐的海量信息，普通民众有时难以分辨。更有甚者，一些打着医学科普旗号的"伪科学"和受商业利益驱使的所谓"医学知识"大行其道，严重误导民众。另外，当前市面上见到的多数药学科普书籍还存在表现形式不够生动活泼、专业术语晦涩难懂等问题，让大多数读者望而生畏，使药学科普很难真正走进老百姓的生活。

今天，我欣喜地看到，由中华医学会临床药学分会倾力打造的《一生健康的用药必知》系列科普丛书，汇集了中国临床药学行业核心权威专家倾心撰写，为读者提供了值得信赖的安全合理用药知识。丛书突破了目前市面上医学科普书题材单一、语言枯燥、趣味性差等缺点，以大众用药需求为引领，站在用药者的角度，针对读者在全生命周期可能遇到的用药问题与困惑，用最通俗的语言，做最懂百姓的科普。把晦涩的医药知识变得浅显易懂、活泼轻松，让百姓可以真正掌握正确用药方法。对于中华医学会临床药学分会对我国药学科普事业所做出的努力和贡献，我深感欣慰，感谢编委会全体人员的辛勤付出，将这样一套易懂实用、绘图精良、文风活泼的药学科普图书呈现给广大读者，为百姓提供了指掌可取的药学知识。

如今，政府对科普事业高度重视、大力支持，人民群众对用药健康的关注日益迫切，可以说，《一生健康的用药必知》系列科普丛书正是承载着百姓的期望出版的。全民药学科普是一项系统工程，新一代的药学同仁重任在肩，担负着提升公众安全用药意识、普及合理用药知识的重任。为了让公众更直观地接触药学知识，提升公众合理用药的意识，新时代的药学科普工作者应努力提高科普创作能力，不断提升科普出版物的品牌影响力，更广泛地发动公众学习安全用药的知识，让药学科普普惠民生。

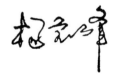

赵序

要建设世界科技强国，科技创新与科学普及具有同等重要的地位。但我国的科普现状令人担忧，一方面我国公民科学素养较发达国家偏低，同时虚假广告、"伪科学"数不胜数，严重误导民众，甚至出现"科普跑不过谣言"的局面。另一方面，现有的科普读物普遍存在专业性强、趣味性弱、老百姓接受度低的现象，最终导致我国科学普及度不高。药学科普是健康科普的重要组成，做好药学科普工作是我们这一代中国药学工作者的责任和使命。

什么样的药学科普能走进百姓心里？我想，一定是百姓需要的、生活中经常遇到的用药问题。中华医学会临床药学分会集结了全国临床药物治疗专家及一线临床药师力量编写了《一生健康的用药必知》系列科普丛书，目标是打造中国最贴近生活的药学科普，最权威的药学科普，最有用的药学科普。这套丛书以百姓需求为出发点，以患者的思维为导向，以解决百姓实际问题为目标，形成了 15 个分册，包含从胎儿、儿童、青少年、孕期、更年期直到老年的全生命周期的药学知识和面对特殊状况时的用药解决方案，其中所涉及的青少年药学科普、急救药学科普、旅行药学科普、互联网药学科普均是我国首部涉及此话题的药学科普图书。本套丛书用通俗易懂、形象有趣的方式科学讲解百姓生活中遇到的药学问题，让人人都可以参与到自身的健康管理中，可大大提升民众的科学素养。

《国务院关于实施健康中国行动的意见》中明确提出，提升健康素养是增进全民健康的前提，要根据不同人群特点有针对性地加强健康教育，要让健康知识、行为和技能成为全民普遍具备的素质和能力，并同时将"面向家庭和个人普及合理用药的知识与技能"

列为主要任务之一。中华医学会作为国家一级学会，应当在合理用药科普任务中、"健康中国"的战略目标中贡献自己的力量。在此，感谢参与此系列丛书编写的所有编者，希望我们可以将药学科普这一伟大事业继续弘扬下去，提高我国国民合理用药知识与技能素养，为实现"健康中国"做出更大贡献。

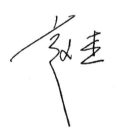

前言

《孕育健康好宝宝——孕产期用药必知》是中华医学会临床药学分会组织编纂的《一生健康的用药必知》系列科普丛书中的一册。孕育是生命的起点，每一个健康生命的诞生和成长，都要经过备孕期、孕期和哺乳期的悉心关怀和精心呵护。然而，正因如此，在怀孕这个特殊的时期，药品不良反应的危害在大多数孕妈心中被无限放大。随着产检的规范化和普及化，孕妈们能及时了解到自己身体状况的变化，但面对疾病，大多数孕妈却还是会选择拒绝药物、一味硬抗，这样反而更加不利于孕妈自身的身体健康和腹中胎儿的生长发育。因此，本册科普书旨在帮助读者纠正这些认识误区，普及孕期疾病相关知识，指导孕妈们科学服用药物和营养制剂，强调孕期用药注意事项。

本书共分为四个篇章，以话题的形式，从总体到细节、由易到难、由浅入深地为读

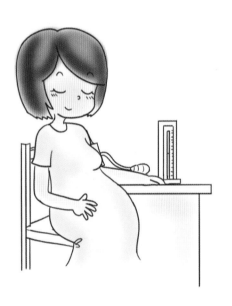

者讲解孕产期用药相关知识。

第一篇孕期和哺乳期用药"药"牢记，主要讲解孕产期用药的基本原则，让孕妈们首先了解一些备孕期、孕期和哺乳期用药的必备常识。在这些理论知识的铺垫下，能让读者更好地对下文的细节问题进行理解和记忆。

第二篇营养补充"药"注意，主要讲解孕期服用矿物质、DHA、维生素等营养补充剂的相关知识。重点说明了这些营养物质的基本概念，对孕妈的重要性，以及服用时的注意事项等内容。

第三篇日常烦恼"药"解决，主要讲解多数孕妈在孕产期会碰到的烦恼，包括孕吐、"保胎药"的使用、失眠、便秘、皮肤瘙痒等问题。这些烦恼有些是怀孕时的正常反应，有些需要引起重视、及时就医。孕妈碰到这些烦恼时，应有正确的认识，了解就医的时机，安全和正确地使用药物。

第四篇孕妈生病"药"相助，主要讲解一些孕期容易发生的疾病，例如高血糖、高血压、甲状腺疾病等。这些疾病并不是所有孕妈都会遇到，但是一旦发生应当引起充分重视，多数时候需要服药。如何权衡利弊、科学用药以保证孕妈和腹中胎儿的健康，是这一部分的主要内容。

市面上与孕产期相关的科普书种类繁多，本册科普书的创新之处在于，从药师的角度为孕妈提供更多帮助。希望读者通过本册图书的阅读，可以对孕产期用药有更科学的认识，孕期不再谈药色变，明白何时应当就医；了解从医院取到药品后如何科学服用，服药后出现何种状况是正常现象，出现何种状况应及时复诊。通过在正确的时机科学服用药物，把不良反应的影响降到最低，从而让孕妈们健康地迎接新生命的诞生。

目录

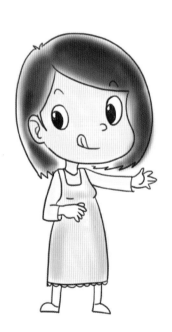

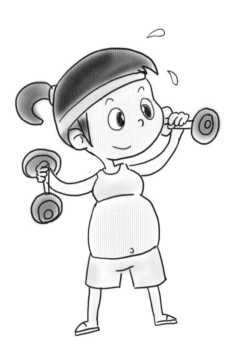

第
三
篇

日常烦恼
"药"
解决

第
四
篇

孕妈生病
"药"
相助

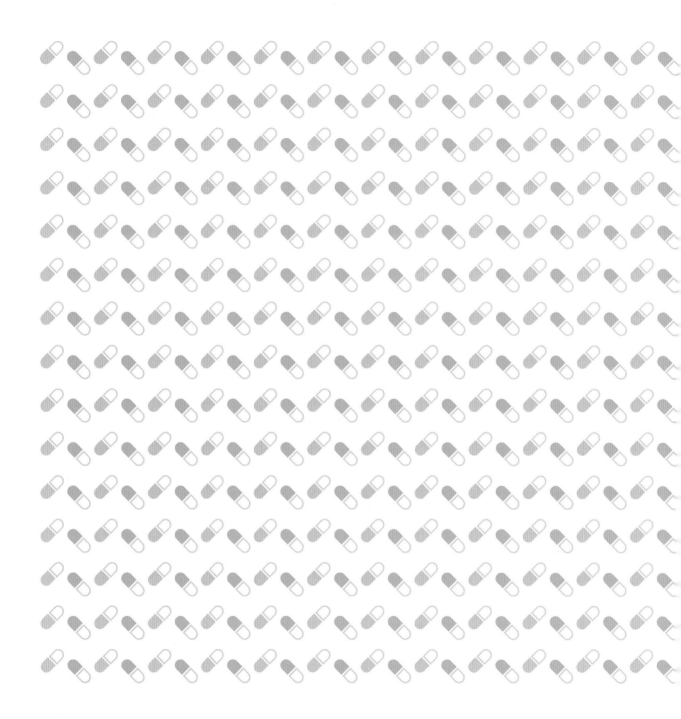

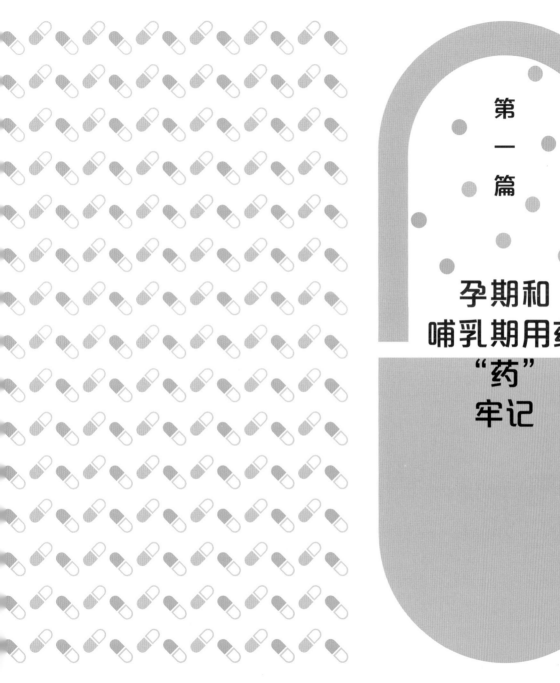

第
一
篇

孕期和
哺乳期用药
"药"
牢记

1.1

小心！
这些药物会影响精子
和卵子质量

对卵子有害：
激素类药物
某些抗生素
抗癌药
止吐药
安眠药

长期使用

对精子有害：
激素类药物
抗癌药
某些抗生素

停药三个月后

走啦

停药三个月后再备孕

健康的卵子和健康的精子是我们孕育健康宝宝的前提。除了年龄、饮食、生活习惯、环境和疾病，药物也是影响精子和卵子质量的一个重要因素。

一、妻子要注意的问题：哪些药物会影响卵子的质量？

女性长期服用激素类药物、某些抗生素、抗癌药、止吐药、安眠药等，会对生殖细胞产生一定程度的影响，所以长期使用药物的女性一定要咨询医生，确定安全受孕时间。在计划怀孕期内需要自行服药的女性，一定要避免服用药物说明书上标有"孕妇禁用"字样的药物。**比如下列药物，备孕期间妻子要留心：**

1. 长效避孕药物

如果是使用工具避孕、安全期避孕、紧急避孕药以及短效避孕药引起的避孕失败，基本不会对胎儿的发育有很大的影响。短效避孕药多为

孕产期用药必知
孕育健康好宝宝

复方制剂，由一种孕激素和小剂量雌激素组合而成；紧急避孕药多为左炔诺孕酮片。目前没有数据提示服用该类药物者比未服该类药物者流产率、胎儿畸形率和新生儿并发症比例升高。但是有些妇女使用的是长效避孕药，如甲地孕酮片等，就需要注意了。从化学成分来说，长效避孕药可分为雌激素、孕激素及雌孕合剂三种。由于长效药物需要一次性服用，药量较大，停药后可能有一定的蓄积。所以在一般情况下，没有生育过的女性最好不要服用长效避孕药。如果服药后计划要宝宝，应当停药 3 个月至半年。

2. 减毒疫苗类

目前国内常见的有麻疹、风疹、腮腺炎三联减毒活疫苗或者麻疹、风疹二联减毒活疫苗。注射减毒疫苗后，要在接种 3 个月后备孕。因为减毒活疫苗，具有一定的病毒活性，接种后大约需要 3 个月的时间病毒才能完全从人体清除，因此注射风疹等减毒活疫苗后 3 个月内不宜怀孕。

3. 细胞毒性药物

有些药物具有细胞毒性，可能会严重影响到卵子的质量，备孕女性应在医生的指导下考虑停用或者换药。比如抗肿瘤药物硫唑嘌呤、环磷酰胺等对细胞有毒性作用。

二、丈夫要注意的问题：哪些物质会影响精子的质量？

影响男性精子质量的药物主要有激素类药物、抗癌药、某些抗生素等，这些药物会损害男性性腺功能，造成精子数量和质量下降，或通过影响性腺的内分泌功能导致性功能障碍。药物对男性生育能力的影响，受到具体药物的种类、剂量、疗程、患者的年龄等因素影响。一般而言，使用药物的剂量越大、疗程越长、患者的年龄越小，对生育功能的损害越严重，恢复生育功能所需要的时间也越长。**下列这些药物，备孕期间丈夫要留心：**

1. 激素类药物

如氟他胺可以引起睾丸间质细胞腺瘤，从而导致睾丸产生精子的能力下降。还要注意，一些性保健品含有性激素或类似成分，也可能会影响睾丸的正常生精功能。

2. 治疗高血压的药物

利血平、安体舒通在动物实验中发现可以引起精囊的恶性肿瘤，进而使精子运动能力下降，导致受精能力降低。

3. 某些抗癌药物

如环磷酰胺、阿比拉酮、阿仑单抗可以引起睾丸萎缩，干扰精子发生，导致无精子症和少精子症。

4. 止痛药

芬太尼可减少精子活力，使精子浓度下降、异常精子增加。

5. 沙利度胺

可使精子计数减少、附睾重量减少，导致睾丸炎、血性精液等，对精液质量有影响。

此外，某些杀虫剂或化学品可以抑制精子生成。如邻苯二甲酸酯是一类能起到软化作用的化学品，它被普遍应用于玩具、食品包装、乙烯地板、壁纸、清洁剂、润滑油、指甲油、头发喷雾剂、香皂和洗发液等数百种产品中，研究表明邻苯二甲酸酯可干扰内分泌，使男性精子的数量减少、运动能力低下、形态异常，严重的还会导致睾丸癌。

三、为什么医生建议"停药3个月"才能怀孕？

育龄期妇女卵泡的发育是一个连续的生长过程，一般分为原始卵泡（处于静止状态的卵泡）、初级卵泡、次级卵泡和成熟卵泡四个阶段。卵泡的发育速度较为缓慢，一个原始卵泡发育为成熟卵泡，大约需要90天。另一方面，人类胚胎的生精细胞的减数分裂开始于青春期，在男性的整个育龄中都会不断地产生精子。人的精子发生一般需要四个生精上皮周期，每个生精上皮周

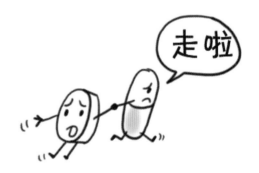

期需要 16 天，故人的精子发生需要 64 天，生精小管产生的精子进入附睾约需 14 天，因此一枚人类精子，从发生至成熟，至少需要 80 天。所以，一般来说，女性在口服某些药物后最好在停药 3 个月后再准备怀孕，男性想要备孕，一般也需要停用药物至少 3 个月。

但是大家也要明白，虽然很多药物会对卵子和精子的发育产生影响，但并不代表所有药物都有影响，父母健康状况对胎儿健康的影响往往比药物更大。所以我们提倡的是，在备孕期、孕期、哺乳期要尽量保持健康，生病了要及时诊治，服药前认真听取临床医生和药师的建议，服药时遵从医嘱，按照药品说明书要求使用药物，不要随意加量减量，同时留意药品说明书上是否有孕妇、哺乳期妇女"慎用""禁用""忌用"等信息。而且夫妻双方也要注意休息，避免劳累，戒烟酒。保持心情舒畅，"养出"健康的卵子和精子，才能孕育健康的宝宝。

上海交通大学医学院附属新华医院药学部：徐阿晶

1.2

想生双胞胎，自行服用"促排卵药"要不得

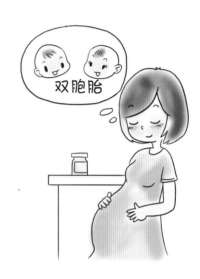

生对双胞胎是许多备孕夫妇心中的梦想，更有不少人四处打探有无秘方，流传最广的说法是服用促排卵药。那么，真是这样吗？自然产生双胞胎的概率是非常低的，卵巢一个月通常只排一枚卵子，所以说通过自然怀孕生产的双胞胎并不多。但现实中，双胞胎不像描述得这么稀少，其实这其中有很多的双胞胎是人为干预得来的。既然可以"人造"，很多备孕夫妇就想通过这种方法实现双胞胎的梦想。这样做可行吗？

一、通过服用促排卵药来"人造"双胞胎是否可取？

想要回答这个问题，我们先要了解什么是促排卵药。促排卵药主要用于治疗由于神经内分泌系统功能失调而无排卵者，用于诱发排卵。促排卵药主要分为 3 类：①抗雌激素类；②芳香化酶抑制剂类；③促性腺激素类。这 3 类药分别有口服剂型和注射剂型，但无论哪种剂型，都是处方药，且是国家特殊管理的药品，必须要有医生的

处方才能购买，并且要在医生的指导下使用。促排卵药物的使用，专科医生也需要大量专业知识的积累才能给出专业的指导，自行服用促排卵药有很多不可控的风险。因此，备孕女性切不可在没有专科医生指导的情况下自行服用。

二、自行服用促排卵药会带来哪些风险？

风险一：导致多胎妊娠。

双胞胎属于多胎妊娠的一种，多胎妊娠属于高危妊娠。多胎妊娠孕产妇妊娠剧吐、妊娠高血压疾病、妊娠糖尿病、贫血、剖宫产、产前及产后出血、产后抑郁等孕产期并发症的发生率显著高于单胎妊娠。多胎妊娠早产和胎儿宫内生长受限发生率成倍增加，低出生体重儿尤其是极低出生体重儿、新生儿窒息、新生儿呼吸窘迫综合征、新生儿颅内出血等发生率也显著高于单胎妊娠。多胎妊娠新生儿死亡率显著升高，并且存活下来的新生儿此后也容易发生体格发育落后，还可使心理发育障碍风险增加。毕竟子宫就那么大，本该一个宝宝待的地方挤了两个或者更多，本该一个宝宝享用的空间、营养现在只能大家分享，甚至还要互相争抢，宝宝生长受限，孕妈也受罪。

多胎妊娠

风险二：增加胎儿发育畸形的概率。

多胎妊娠先天性畸形的发生率几乎是单胎的2倍，多胎妊娠数目越多，先天性畸形率越高，如形成连体畸形、无心畸形等。正常胎儿的体重一般在2 500 g以上，而一半以上的双胞胎都在2 500 g以下，甚至有的多胞胎婴儿体重只有几百克。低体重的婴儿在以后的发育中，出现脑瘫、智力障碍的可能性都会加大。

胎儿畸形

风险三：造成卵巢过度刺激综合征。

卵巢过度刺激综合征主要表现为胃肠道不适、腹胀、呼吸困难、少尿等，患者双侧卵巢增大，严重者心肺功能降低，肝肾功能受损，可出现胸腔积液、腹水，甚至心包积液、成人呼吸窘迫综合征、血管栓塞，还可发生多脏器衰竭。

风险四：增加肿瘤风险。

促排卵药与卵巢肿瘤、乳腺癌、生殖道肿瘤和激素依赖性肿瘤发生的关系目前尚无定论，但临床使用这类药物时要求对接受促排卵治疗的不孕妇女，特别是对有肿瘤发病高危因素，大剂量、长期卵巢刺激药物应用者，有持续卵巢增大或卵巢刺激后出现卵巢囊肿及有癌症家族史者，应进行追踪观察加强监测，说明这类药物有增加肿瘤的风险。

因此，我们不能望

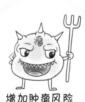

增加肿瘤风险

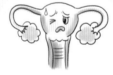

卵巢过度刺激综合征

文生义，不能觉得吃了促排卵药就能怀双胞胎。只有排卵障碍导致不孕的女性，才适合在专科医生的指导下使用促排卵药物。能够自然受孕的女性，没必要接受医学上的干预，非常不建议通过使用促排卵药等方法人为怀上双胞胎。因为这样一来，正常妊娠变成了高危妊娠，增加了并发症、分娩意外的风险，而且人工干预所产生的孩子会有很多未知的风险或缺陷。母子平安，生个健康宝宝才是最重要的，双胞胎这种事强求不来，自行服用促排卵药更是要不得。

江苏省人民医院药学部：李想、魏继福

1.3

怀孕期间用药，必须知道的事

毕竟相对于药物的治疗作用而言，孕妈可能更关注它的不良反应。

一、为了保证宝宝的健康，孕妈是不是不能服用任何药物？

大多数疾病在孕妇群体中的发病率与普通人群相同。据统计，处于妊娠期的女性通常会服用3～8种药物，包括处方药和非处方药。有时候孕妈一味地担心药物对胎儿的影响，生病不用药，选择"硬抗"，忽略了疾病本身对胎儿的影响，往往对胎儿更为不利。简而言之，生病了就该看医生，该吃药还得吃药，至于能不能吃、吃了对宝宝好不好，医生和药师会给您最佳的建议。

2周内	14～56天为敏感期	9周直至分娩为低敏感期	在医生指导下用药
要么健康成长要么自然淘汰	用药需谨慎，错误用药可能会导致胎儿畸形	神经系统、生殖器官和牙齿仍在继续分化，某些药物还可能对其产生影响	

人们常说"是药三分毒"，药用好了可以治病，用不好可以致命，治疗作用和不良反应是所有药品都具备的特性，比如著名的"反应停"事件（孕妇使用沙利度胺止吐后生下海豹肢畸形儿），大家都有所耳闻。一般人群对用药已经是非常谨慎，对孕妈来说用药就更应慎之又慎了。

二、在不知道已经怀孕的情况下服用了药物，该不该终止妊娠？

很多时候怀孕都不是预先计划好的事，有

时候"一不小心"一个小生命就闯进了你的生活。而在发现这个小生命之前，孕妈可能已经服用过药物，比如避孕药、感冒药、抗生素等。遇到这种情况，孕妈都会很纠结，这个孩子到底要还是不要？不要这个孩子觉得可惜，毕竟是一个小生命，要这个孩子又怕之前服用的药物会对他产生影响。这个时候我们就要结合胚胎发育的时期和具体药物，由医生或药师来分析了。

1. 受精后的 2 周内。

此阶段为不敏感期（胚胎早期 / 着床前期），通俗地讲就是卵子受精至受精卵在子宫内膜着安家的一段时间。这期间药物对于胚胎的影响，是"全"或"无"的方式。"全"表现为胚胎早期死亡导致自然流产，"无"表现为胚胎继续发育，不出现异常。简单地说就是要么健康地继续成长，要么自然淘汰。

2. 受精后 14 ~ 56 天。

此阶段为敏感期（胚胎期 / 器官形成期），这个时期是胚胎、胎儿各器官处于高度分化、迅速发育、不断形成的阶段。如果这一时期使用药物，药物的毒性能干扰胚胎、胎儿组织细胞的正常分化，任一部位的细胞受到药物毒性的影响，都可能造成相应部位的组织或器官发育畸形。

3. 受精后 9 周开始直至分娩。

此阶段为低敏感期（胎儿期），这个时期胎儿器官已经基本形成，药物的致畸作用明显减弱。但神经系统、生殖器官和牙齿仍在继续分化，某些药物还可能对其产生影响。

除了看胚胎发育的时期，还要结合所用药物。药品说明书是孕妈比较容易获得的有效资料，政府也要求药品生产商在其药品说明书中提供妊娠期、哺乳期妇女药物风险及获益的详细相关信息。因此，如果说明书明确孕期可用，那么基本不用担心；如果说明书出现孕妇慎用之类的语句，应当咨询医生或药师，根据胚胎发育时期及药物的特性，权衡利弊使用；如果说明书标明妊娠禁用的，一般来说，已经怀孕或计划怀孕的女性是绝对不能使用的。

三、孕妈生病了该如何应对？

很少有孕妈整个孕期完全健康，不需要服用任何药物，但在使用任何药物前，均应咨询医生或药师，经过权衡利弊后方可使用。如意外服药，要做好相关记录，比如末次月经时间，以及在何时因何种原因服用过哪种药物，服药多长时间等。以便医生或药师能够准确地结合孕周，做出合理判断。

本来就有基础疾病的患者（如高血压、糖尿病等）如准备怀孕，最好在专科医生的指导下，减量、停用或换用相关药品，调整好自身的状态，做好备孕，争取在最佳的状态下怀孕，部分疾病可以在有计划怀孕之前早做处理。

总的来说，妊娠是一个特殊的阶段，应当选择在身体最佳的情况下怀孕。为了保证母体和胎儿的健康，孕妈生病应及时就医，在医生或药师的指导下，结合孕周大小考虑用药，在妊娠早期这个胎儿器官发育的重要时期，如病情允许推迟治疗，应尽量推迟到妊娠中、晚期治疗。

江苏省人民医院药学部：李想、魏继福

1.4

哺乳期间用药，切不可大意

哺乳期内的新妈妈们因为需要给宝贝们哺乳，要多注意自己的健康问题，世界卫生组织建议母乳喂养到两周岁，如果条件允许的话，前6个月提倡纯母乳喂养，之后添加辅食。可以说很少有哺乳期的妈妈在整个哺乳期完全健康，不需要服用任何药物。如果用药的话，不仅可能影响乳汁的分泌，还可能使药物通过乳汁对孩子的健康成长造成影响，所以在哺乳期间用药，切不可大意。

依据药物对哺乳期的安全性进行归类，大致分为哺乳期禁用药物、慎用药物和安全可靠药物几大类。一般而言，药品说明书上会明确标注安全性。另外，还有少数药物，目前还不能证明哺乳期使用是否安全。哺乳期妈妈用药，应比平常人更加谨慎。

哺乳期妈妈应优先选择使用哺乳期安全可靠的药物，它是指很多哺乳期妇女服药后未观察到对婴儿有不良反应的药物，比较安全，使用时不需要停止哺乳。而哺乳期慎用的药物也并非完全不可使用，如果病情需要，医生和药师会为您充分权衡利弊，选择最适合您使用的、能尽快从体内排出的药物。另外，他们还会指导您正确的用药方式，在治疗疾病的同时，最大程度减少对婴儿的影响。

1. 最安全的哺乳期药物

在对哺乳妈妈的研究中没有证实对婴儿有危险，对喂哺婴儿的危害很小；或者该药物不能通过乳汁从母体分泌，在喂哺的过程中不会被婴儿吸收。常见药物包括对乙酰氨基酚、肾上腺素、阿莫西林、阿莫西林克拉维酸钾、氨苄西林、氨苄西林舒巴坦等。

2. 较安全的哺乳期药物

在少数的哺乳妈妈人群用药研究中没有证据显示不良反应增加，或哺乳妈妈使用该种药物有危险性的证据很少。常见药物包括阿昔洛韦、阿米卡星、氨曲南、阿奇霉素等。

3. 中等安全的哺乳期药物

没有在哺乳妈妈中进行过研究，喂哺宝宝出现不良反应的危害性可能存在。该类药物研究仅显示有很轻微的非致命性的不良反应。另外，没有相关研究资料的新药，不管其安全与否，都被归类于中等安全的哺乳期药物。本类药物只有在医生权衡对宝宝的利大于弊后方可应用。常见的药物包括氨茶碱、两性霉素 B、阿司匹林、硫唑嘌呤等。

4. 可能危险的哺乳期药物

有对喂哺宝宝危害性的明确证据，但哺乳母亲用药后的益处大于对婴儿的危害时，可以在医生指导下谨慎使用。例如母亲处在危及生命或严重疾病的情况下，而其他较安全的药物不能使用或无效的时候。

5. 禁忌的哺乳期药物

研究已证实对宝宝有明显的危害或者该药物对宝宝产生明显危害的风险较高。哺乳期妈妈应用这类药物一般需要停止哺乳，何时恢复哺乳需咨询医生。

二、哺乳期妈妈应避免使用哪些药物？

由于新生儿和婴幼儿的特殊生理特点，对某些药物的排泄能力可能特别低下，如果经母乳不断地重复供给这些药物，可能造成严重后果。

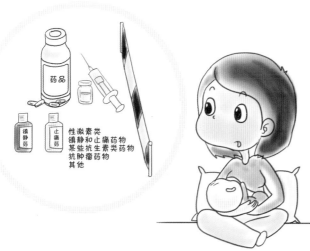

性激素类
镇静和止痛药物
某些抗生素类药物
抗肿瘤药物
其他

能通过哺乳影响宝宝的药物类型较多，以下几种应尽量避免使用：

1. 性激素类药物

避孕药和雌孕激素等性激素类药物可影响妈妈分泌乳汁以及婴儿生长发育，哺乳期应尽量避免应用。

2. 部分镇静和止痛药物

地西泮、苯巴比妥、氯丙嗪、盐酸哌替啶、吗啡可引起婴儿嗜睡和呼吸抑制等。

3. 某些抗生素类药物

氨基糖苷类如链霉素、庆大霉素、卡那霉素可引起婴儿肾脏和听力损害；喹诺酮类影响婴儿骨骼发育；四环素和氯霉素损害婴儿牙齿、骨骼和影响造血功能。

4. 抗肿瘤药物

各种抗肿瘤药物都可能对婴儿造成影响，抑制他们的机体免疫和骨髓造血功能。

5. 其他药物

如奎尼丁、异烟肼、呋喃唑酮、阿司匹林、复方磺胺甲噁唑、磺胺嘧啶等，在先天缺乏葡萄糖 -6- 磷酸脱氢酶的婴儿（尤其是 6 个月以内的）可发生急性溶血性贫血，严重时可能危及生命。影响乳汁分泌的药物有阿托品、多巴胺、溴隐亭等。此外，大多数利尿药物（比如氢氯噻嗪等）都可引起乳汁分泌量减少。

三、哺乳期妈妈使用药物，怎样减少对宝宝的影响？

为了保证哺乳期妈妈和宝宝的健康，应当遵循以下几点：

▲ 给药方法要巧妙。以口服或局部用药最好，此方法可减少乳汁内药物含量；另外，在医生的指导下，尽量减少使用药物的种类。

▲ 尽量减少每天用药次数，避免持续用药或采用缓释剂型的药物，从而减少婴儿的吸收量。

▲ 调整喂养方法。可以在每次用药前哺乳，并尽可能延长服药与下次哺乳间隔的时间，以利于婴儿吸吮乳汁时避开血药浓度高峰期。

▲ 选用疗效确切、对婴儿影响较小的药物（药品说明书中未明确强调孕妇及哺乳期慎用、禁用，儿童慎用、禁用，或者在相关人群中不良反应未明确的药物）。若因疾病必须使用哺乳期禁用药物或不能证实其安全性的药物，应暂时停止母乳喂养。

▲ 避免使用不必要的药品，包括保健品。

上海交通大学医学院附属新华医院药学部：马婧、徐阿晶

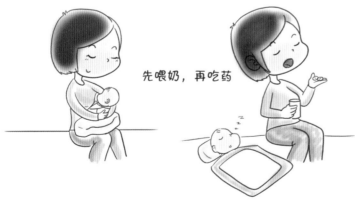

先喂奶，再吃药

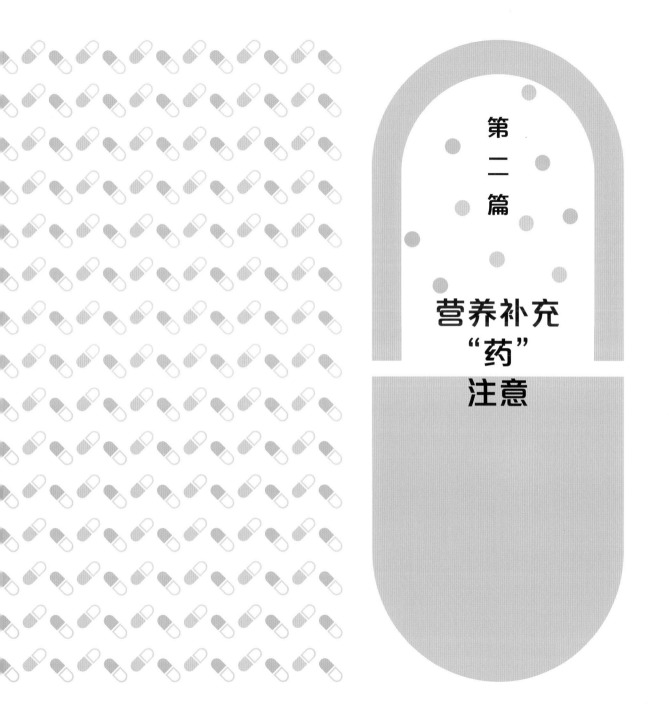

第二篇

营养补充
"药"
注意

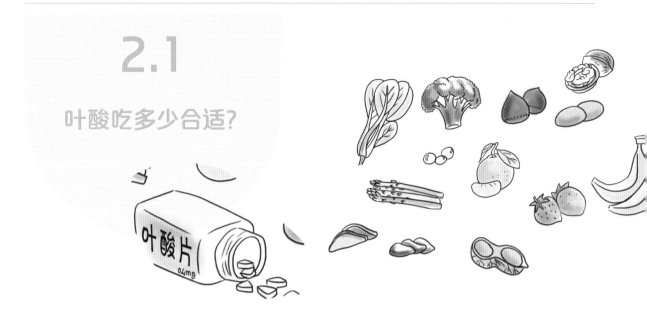

2.1

叶酸吃多少合适?

　　孕前 3 个月到整个孕期补充叶酸可以预防胎儿发生神经管畸形，这是几乎每个准妈妈都知道的常识，但是在具体实施时，不仅仅是吞下一片药那么简单。叶酸一定要补吗？补多少、补多长时间呢？何时开始补好呢？

一、额外补充叶酸对宝宝好吗？

　　孕妈们体内含有充足的叶酸可以降低宝宝神经管缺陷的发生率。神经管缺陷是一种严重的先天畸形，如宝宝无脑、脑膨出、脊柱裂等，患有此类疾病的宝宝多数过早夭折或终身残疾。因此，叶酸对于孕妈们尤其重要。

　　叶酸在人体内不能合成，只能通过口服等外源性途径获取。深绿色蔬菜、柑橘类水果、豆类、坚果、动物肝脏等都是富含天然叶酸的食物，有计划孕育宝宝的女性或孕妈们应多吃。但由于食物中的叶酸能被机体利用的比例较低，加之备孕女性或孕妈们各自的饮食偏好，仅通过食物并不能给宝宝的发育提供充足的叶酸。因此，所有备孕女性或孕妈们都应该通过药物、增补剂或强化食品等额外补充一定量的叶酸。

二、应该如何补充叶酸呢？

1. 补充多少量合适？

夫妻双方身体健康、体重正常、无抽烟酗酒、无先天缺陷的亲属、自己或亲属没有生育过先天缺陷的宝宝（即无高危因素）的备孕女性或孕妈们应每天补充 0.4～0.8mg 叶酸，而对于肥胖、伴有慢性病正在服药或生育过先天缺陷的宝宝或亲属有先天缺陷等情况（即有高危因素）的备孕女性或孕妈们，可能需要补充更大量的叶酸，应请医生评估需要补充叶酸的剂量，遵医嘱补充叶酸。另外，有条件的备孕女性，也可去医院检测血液叶酸浓度、叶酸代谢相关基因的突变情况等，为医生给出更具针对性的叶酸增补建议提供参考。

2. 补充的最佳时机是什么时候？

即使每天服用 0.4mg 的叶酸，体内的叶酸水平也至少需要 3 个月才能为宝宝神经管的正常发育保驾护航，降低神经管缺陷的发生率。因此，需要至少提前 3 个月补充叶酸。而且因为宝宝的神经管发育主要在前 3 个月完成，所以，至少需要补充叶酸至怀孕后 3 个月末。而有条件的孕妈们可以整个孕期都补充叶酸。

3. 如何选择叶酸增补剂？

市场上的叶酸补充产品琳琅满目，而对于叶酸增补剂的选择，并不是"一分价钱一分货"，只要是正规厂家生产的合格产品都是可以选择的，前往医院或正规药店购买是最安全和便捷的途径，其他途径如代购等请三思。其次，备孕女性或孕妈们可以选购只含叶酸这一种成分的补充剂如叶酸片或含有叶酸的孕妇用复合微量营养素，最重要的是关注所买补充剂中叶酸的含量需要在 0.4～0.8mg 之间。

三、"是药三分毒"，叶酸的补充是否也会带来危害呢？

无高危因素的备孕女性或孕妈们每日补充不超过 1mg 的叶酸对孕妈及宝宝是有益无害的，但如果长期大剂量补充叶酸则可能造成一些不良后果，如可能导致体内锌缺乏，引起胎儿发育异常、孕妈健康受损等；掩盖维生素 B_{12} 缺乏，造成体虚、神经衰弱、恶性贫血、行走说话困难等；导致结肠腺瘤癌变，增加日后乳腺癌的风险等。因此，备孕女性或孕妈们切勿觉得叶酸多多益善，自行增加补充量。而具有高危因素的备孕女性或孕妈们补充的叶酸剂量通常较大，但在医生的指导下服用是安全有效的，切记要遵医嘱服用。

上海交通大学医学院附属新华医院药学部：陈霁晖、徐阿晶

江苏省人民医院药学部：潘祺琦

2.2

孕妈怎么补铁
才科学?

女性的怀孕期是一个特殊的时段，这时候的女性身体环境会出现巨大的变化，机体对铁的需求会大大增加。为什么孕妈需要补铁？这是因为在怀孕期间血浆的增加导致血红蛋白正常下降，铁是血红蛋白及红细胞的核心部分，孕妈需要额外的铁来合成更多的血红蛋白。早期的一些妊娠反应如恶心、呕吐、挑食和厌食等，会影响铁的摄入。而且孕妈需要额外的铁来养育胎儿和胎盘，特别是在孕中期和孕晚期的时候。

一、孕妈缺铁有哪些危害？

如果在妊娠期不注重铁的补充，很容易发生妊娠期缺铁性贫血，可能会增加发生早产、低出生体重儿及胎儿死亡的风险。而且贫血时，血液携带氧的能力低，会增加心脏负担，有时孕妈会出现头晕、呼吸不畅等症状，严重时甚至会晕倒。贫血是指人体外周血液红细胞容量减少，红细胞容量常常通过血红蛋白浓度体现，而铁是血红蛋白及红细胞的核心部分，缺铁就容易发生缺铁性贫血。孕妈补铁的主要目的就是预防和治疗妊娠期缺铁性贫血。因此，所有孕妈都需要通过科学饮食来补充铁。对于通过产检发现缺铁性贫血的孕妈，更应在医生的指导下开始补铁治疗。

二、如何通过饮食补铁？

▲ **富含铁的荤菜：**动物肝脏、动物的血、畜禽肉类（尤其是红色瘦肉）、鱼类。动物类食品的血红素铁吸收更好，是膳食中铁的良好来源。

▲ **富含铁的素菜：**木耳和绿叶蔬菜。

▲ **可以促进铁吸收的食物：**土豆、绿叶蔬菜、菜花、胡萝卜、白菜、西红柿，水果（比如橙子）。因非血红素铁（离子铁）必须在胃酸的作用下被还原为亚铁离子后才能被吸收，而含有维生素C、某些单糖、有机酸的食物以及动物肉类都对这一过程有促进作用。

▲ **可能抑制铁吸收的食物：**牛奶等奶制品、谷物麸皮、谷物、高筋面粉、豆类、坚果、咖啡、茶等。

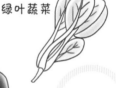
绿叶蔬菜

动物肝脏

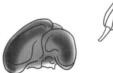
木耳

Fe^{2+}

鱼类

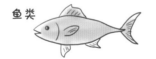
红色瘦肉

动物血

因此孕妈正常饮食中应注意荤素搭配，也可以在饭前吃一个西红柿或喝一杯橙汁，在充分食用含铁食物的同时，促进铁的吸收。

否需要开始补铁治疗，必须由正规医疗机构做出正确的判断。

三、什么时候需要通过药物补铁？

由缺铁引起的贫血，程度较轻时可能无明显症状，或仅仅表现为皮肤黏膜稍有苍白。因此，打算怀孕前，应先检查血常规，纠正贫血后再怀孕。怀孕后，重视按时产检，通过检查血常规，尽早发现自己是否贫血。孕妈们应在首次产前检查时（最好怀孕 12 周以内）检查外周血血常规，并且每 8～12 周重复检查血常规。有条件的孕妈还可以检测血清铁蛋白。

当您的检查结果显示：

● 血红蛋白浓度＜110g/L 时，表明您已经发生贫血。

● 血清铁蛋白＜20μg/L 时，表明您存在铁缺乏。

● 血清铁蛋白＜30μg/L 时，表明您应该开始口服补铁治疗。

当然，是否发生了妊娠期缺铁性贫血，是

四、常见的口服铁剂有哪些？服用时要注意哪些问题？

常见的口服铁剂如下表所示。经医生判断需要口服补铁药的孕妈，应根据医嘱的用法用量进行补铁。

名称	规格	元素铁含量	服用时注意事项
多糖铁复合物	150mg/片	150mg/片	1. 通常应饭前 1 小时服用，若感觉对胃肠刺激大，可饭后半小时服用。 2. 口服铁剂时不宜喝浓茶和牛奶。 3. 服用液体铁制剂时，宜用吸管服用。 4. 服用铁剂时可遵医嘱与维生素 C 同时服用。 5. 服用铁剂后，大便可能变成黑色，是正常现象。 6. 药物需避光保存
富马酸亚铁	200mg/片	60mg/片	
琥珀酸亚铁	100mg/片	30mg/片	
硫酸亚铁	300mg/片	60mg/片	
硫酸亚铁控释片	525mg/片	100mg/片	
葡萄糖酸亚铁	300mg/片	36mg/片	
蛋白琥珀酸铁口服溶液	15ml/支	40mg/支	

一般情况下，铁剂应该在饭前 1 小时服用，因为食物可能会影响铁的吸收，并避免同时服用其他药物（钙剂通常睡前服用，维生素制剂最好

和铁剂间隔时间服用）。当然，如果铁剂对您的胃肠道刺激性较大，让您觉得肠胃不舒服，也可选择在饭后半小时服用。服用铁剂时不宜喝浓茶和牛奶，因为它们会抑制铁的吸收。当您服用的是液体铁制剂时，最好使用吸管，因为它们对牙釉质有损害。服用铁剂后，大便可能变成黑色，这是正常现象，不必担心。有的孕妈服用铁剂会便秘，如何缓解便秘，可以参见本书"3.4 当孕妈碰上便秘，怎么破？"章节。存放铁剂时，应注意避光，通常放在包装盒里即可。

对于不适宜使用口服铁剂的孕妈和有必要通过其他途径补铁的孕妈来说，医生还会通过注射铁剂、输血等其他方式为妊娠期缺铁性贫血的孕妈补铁。这些方式都应在正规医疗机构，由专业的医疗人员为孕妈实施。孕妈应充分信任医疗工作人员，配合补铁治疗。

武汉大学中南医院药学部：张颖佩、程虹
江苏省人民医院药学部：魏梦琳

2.3

孕期应该如何补钙？

钙是维持人体健康必不可少的重要元素，也是胎儿骨骼发育的重要原料。对孕妈来说，怀孕期间，机体的代谢平衡都需要钙，同时随着妊娠进展，孕妈对钙的需求量呈现逐步上升趋势。在怀孕约 20 周时，孕妈体内每日需要 50mg 钙转运给胎儿。到孕晚期（孕 28 周以后），机体需要储备一定的钙量，为生产后分泌乳汁做准备。同时胎儿发育成熟个体逐渐增大，母体和胎儿的循环血量明显增加，使得血液中钙的浓度被稀释，经肾脏滤过的血量增多又使得钙从尿液中的排泄丢失增多。此外，孕晚期的雌激素水平一直处于上升状态，抑制了母体对钙的吸收。因此到孕晚期以后，孕妈对钙的需求量急骤上升。

一、孕妈缺钙有哪些危害？

如果孕产妇缺钙，孕妇本身骨骼中的钙元素将会被利用，用来维持补充孕妇和胎儿需求增加的钙量。当骨钙消耗过多时，母亲的骨质发生软化，程度较轻的或者在缺钙早期，会感到口唇手足麻木或像有蚂蚁在身上爬行的异样感觉。如果缺钙的情况一直得不到改善，将出现手足抽搐、腰背疼痛等症状。严重缺钙的孕妈可能会出现孕期糖尿病、肥胖、子痫、妊娠高血压综合征甚至骨盆畸形导致难产等不良后果，年老后发生骨质疏松的危险也会增加。

对胎儿而言，在母体内发育期间，牙齿骨骼形成生长都需要足量钙。足月胎儿的机体含钙量约为 30g，其中约 80% 是在孕晚期储备的。胎儿如果缺钙，会使得牙齿骨骼发育受到阻碍，将影响终生的牙齿整齐及坚固程度。当胎儿缺钙明显时，可能会发生腭骨和牙齿畸形、不对称等

现象，出生后还可能产生一系列骨骼和生化指标的改变。同时，胎儿缺钙会使发生巨大儿或低体重儿出生的风险增大，出生后婴儿更容易出现烦躁、多汗、惊厥等血钙降低导致的症状。

二、孕妈如何补钙？

首先应改良饮食习惯，比如多吃动物蛋白质，包括瘦肉、鱼类、蛋、奶制品等富含钙或维生素 D 的食物（补充维生素 D 有助于钙的吸收）。如果经济条件不允许，也应想方设法多吃豆类制品。

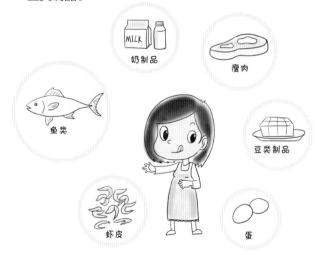

奶制品

瘦肉

鱼类

豆类制品

虾皮

蛋

到孕中期以后，孕妈们应加强钙剂补充，以每日补钙 2g 效果较佳。目前市售有些钙剂口味不佳，孕妈可能难以适应，导致不能坚持服用。这种情况下可以在医生和药师的指导下寻找更易接受的产品，或坚持服用一段时间，机体有可能会逐渐适应。

三、常见的钙剂主要有哪些？该如何选择？

目前我国市面上销售的钙剂主要有无机钙剂、有机钙剂、中药钙剂及钙调节剂类。无机钙中包括碳酸钙、磷酸氢钙、氯化钙、活性钙、天然生物钙等。有机钙剂有葡萄糖酸钙、乳酸钙、枸橼酸钙、氨基酸螯合钙、天门冬酸钙等；有机钙剂通常也包含了中药钙制剂，如含有龙骨、牡蛎等含钙药材的龙牡壮骨颗粒。适用于孕妇的钙调节剂主要是维生素 D，它可以促进钙的吸收。各种钙剂的含钙量差别较大，含钙量最高的是碳酸钙可达 40%，枸橼酸钙、乳酸钙、甘油磷酸氢钙等含钙量在 20%～30%，葡萄糖酸钙根据制剂或产品的不同含钙量在 8.9% 左右。中药制剂中牡蛎含碳酸钙约为 90%。近年多数钙制剂单位含钙元素在 25～100mg 之间。

由于碳酸钙含钙量最高，在人体胃酸环境中易于溶解，吸收良好，是目前剂型和应用都最多的补钙剂，也是收录在我们国家药典中的常见药物，应用广泛。氨基酸螯合钙剂含钙量也比较高，同时含有多种微量元素，能协同钙在肠道的吸收利用，避免血钙的波动，保证钙元素的充分吸收和利用，有一定的优选价值。其他不同钙制剂各有优缺点，具体的选择应用还应根据孕妇个人的不同情况由医生或药师来推荐。

四、口服钙剂时要注意哪些问题？

1. 口服钙剂，清晨和临睡前各服用一次补钙效果是最好的。如果每天 3～4 次服用，建议选择饭后 1～1.5 小时，相对空腹时服用，这样能避免食物对钙元素的吸收影响。如果选用含钙量高的制剂，每天只吃 1 次，建议在晚上临睡前服用。这是因为人体血液中钙的水平在午夜以后及清晨是最低的，临睡前服用可以保证钙剂充分被吸收。

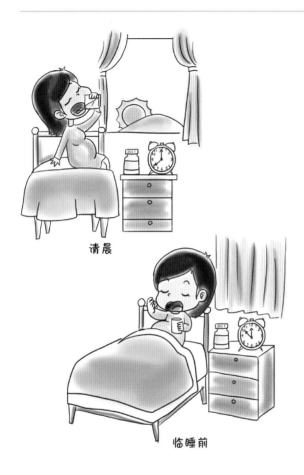

清晨

临睡前

能产生的不良反应，不要过分担心，首先从生活方式上进行缓解；另一方面，如果这些情况严重影响生活，则应及时咨询医生或药师寻求解决。

3. 钙剂的安全性较高，但也不能过量服用，否则会发生高钙血症、肾结石、代谢性碱中毒甚至心律失常等严重不良反应，也会妨碍机体对其他微量元素（比如铁）的吸收与代谢。一般每日补钙量不宜超过 2g。

4. 对于在医院检查后发现有妊娠高血压风险的孕妈，补钙时应谨慎，要严格在医生的指导下使用补钙的药物。

5. 孕妈们应加强运动意识，怀孕期间坚持适当户外运动。尤其在冬季，保证一定的户外运动及阳光照射时间可促进钙更好地吸收利用。

上海交通大学医学院附属新华医院药学部：张春、徐阿晶

江苏省人民医学药学部：魏梦琳

2. 一般来说，应用钙剂的不良反应较少，安全性较高。常见不良反应主要是胃肠道刺激症状，如恶心、呕吐、食欲不佳和便秘等，属于正常现象。服用钙剂的孕妈们一方面应熟悉以上可

2.4

DHA，孕期合理补充才最好！

近年来，含 DHA 的保健食品备受孕妈们的欢迎，更有大量商家给 DHA 戴上了"聪明因子""脑黄金"的帽子，推出了琳琅满目的 DHA 补充剂。什么是 DHA？它有哪些"神奇"的功效呢？DHA，即二十二碳六烯酸 (docosahexaenoic acid)，是脂肪酸家族的一员，属 n-3 长链多不饱和脂肪酸。DHA 作为一种长链多不饱和脂肪酸，是组成细胞膜的重要成分，富含于大脑和视网膜，与细胞膜流动性、渗透性，以及细胞的酶活性及信号转导等多种功能

密切相关。人体缺乏 DHA 会影响细胞膜稳定性和神经递质传递。相关研究也证实，它对神经、视力、免疫系统的发育有好处。DHA 这么"神奇"，孕妈们都需要补充吗？应该何时开始补，应该补多少，如何补呢？

一、孕期为什么需要补充 DHA？孕期补充 DHA 有什么好处？

虽然在体内 DHA 可通过亚麻酸合成，但转化率低。人体所需的 DHA 仍主要通过膳食摄取，其中主要来源为富脂鱼类，蛋黄也含有较高 DHA，其他来源还包括母乳、栽培海藻等。联合国粮食及农业组织专家委员会指出，尽管 DHA 属非必需脂肪酸，也就是不必完全依靠食物摄取，可在机体内由 α-亚麻酸（ALA）自行合成的脂肪酸，但因其转化率低且对胎儿脑发育和视网膜发育至关重要，因此对于孕期和哺乳期妇女而言，DHA 可视为条件必需脂肪酸，应注意额外补充。

对孕妈们而言，越来越多的研究显示，孕期补充 DHA 能够降低早期早产发生风险并适度

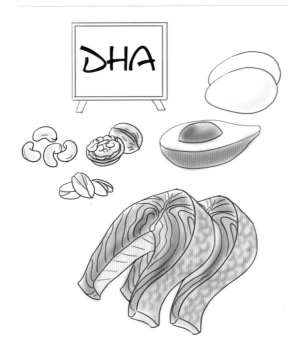

促进胎儿生长；此外，DHA 与产后抑郁的因果关联有待证实，补充相对高剂量 DHA 的效果值得探究。

对婴幼儿而言，有研究显示孕妇孕期海产品摄入不足可影响儿童智力、行为、精细动作等神经功能的发育；此后，欧洲食品安全局专家委员会 2014 年刊文支持 DHA 在脑发育过程中的积极作用。同时有研究证实孕期补充 DHA 与婴儿视觉发育有关。

二、何时该补充 DHA？ DHA 的补充量又是多少？

国际妇产科联合会（FIGO）关于青少年、孕前和孕产妇营养的建议中给出了怀孕前 – 计划怀孕时、怀孕期间、怀孕后（哺乳期）等全阶段均需补充多不饱和脂肪酸（PUFA）的推荐。全球专家组也对何时补充 DHA 加以明确：对于准备妊娠、正处于妊娠期或正在哺乳的女性均建议补充，同时还给出了推荐剂量，即均建议 DHA 的最少摄入量应为每日 200～300mg。2013 年中国营养学会的指南也建议孕妇和乳母每日摄入不少于 200mg 的 DHA。

三、合理补充 DHA 应以食补为主

孕妈们应做到合理膳食，以维持 DHA 在正常水平。可通过每周食鱼 2～3 餐且有 1 餐以上为富脂海产鱼，每日食鸡蛋 1 个，来加强 DHA 摄入。但在选用富脂海产鱼时，还需考虑可能的污染物情况，优选低汞的鱼类，包括：凤尾鱼、大西洋鲱鱼、大西洋鲭鱼、鲑鱼、沙丁鱼、鲷鱼和鳟鱼等，以及汞含量低的贝类，如蛤蜊、扇贝、牡蛎等。不要食用鲨鱼、剑鱼、大耳马鲛、旗鱼、胸棘鲷、大眼金枪鱼或方头鱼，因为这些鱼的汞含量相对较高。若膳食不能满足推荐的 DHA 摄入量，宜个性化调整膳食结构、按推荐增加 DHA 高含量食物的摄入；若调整膳食结构后仍不能达到推荐摄入量，可应用 DHA 补充剂。

四、DHA 的补充，是不是越多越好？

　　孕妈们大多可能无法保证每周多次摄入鱼类，若不能或不愿食用 DHA 含量充分的鱼类，我们建议可通过补充剂或强化食物来满足每天至少 200～300mg DHA 的摄入目标，但是这并不意味着越多越好。联合国粮食及农业组织专家委员会（FAO）专家建议妊娠和哺乳期妇女摄入 DHA 上限为每天 1g。美国食品药品监督管理局（FDA）推荐，n-3 长链多不饱和脂肪酸（n-3 LCPUFA）补充剂的标签上不应该推荐或建议每日摄入超过 2g DHA，该剂量远高于妊娠女性、计划妊娠的女性及哺乳女性的推荐剂量。

　　孕妈们在药店或保健品店购买含 DHA 的一些产前维生素和非处方 n-3 长链多不饱和脂肪酸（n-3 LCPUFA）补充剂时，一定要注意其 DHA 的含量，因为不同产品的含量是不同的，要按需按量合理选用，同时避免重复使用。孕妈们在补充 DNA 时还要注意，市场上有许多强化 DHA 的食物，包括酸奶、牛奶、蛋和谷类食品等，但这些强化食品中所含的是植物性 α-亚麻酸，而不是海洋性 n-3 LCPUFA，由于 α-亚麻酸转换率低，并不能用其替代 DHA。

江苏省人民医院药学部：吴迪、魏继福

2.5

孕期补充维生素和矿物质的 "忧"和"优"

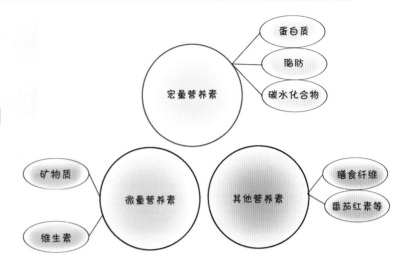

我们人体必需的营养素主要包括宏量营养素（蛋白质、脂肪、碳水化合物）和微量营养素（矿物质和维生素）。其中，微量营养素缺乏被称为"隐匿的饥饿"，是孕妈们最"忧"的营养问题。对于孕妈而言，自身乳腺、子宫等生殖器官的发育，胎儿的生长发育及产后乳汁分泌的营养储备等，都需要额外的营养。微量营养素缺乏会对孕妇健康、妊娠过程及新生儿健康产生近期和远期的不良影响。因此，孕妈们需要摄入足够、完备的微量营养素。

一、生活条件越来越好了，孕妈们体内还会缺乏这些微量营养素吗？

答案是肯定的。我国孕妇微量营养素缺乏的情况仍普遍存在，铁、钙、碘、维生素A、维生素D、叶酸等摄入不足问题仍较为突出。受我国传统的饮食结构、个人饮食爱好、区域差异等因素的影响，仅通过饮食孕妈们可能难以达到营养的平衡。当孕妈们孕期出现了牙龈出血、小腿抽筋、手麻、口角炎、唇干裂等症状时，要及时到医院进行营养评估，可能已发生了较严重的微量营养素缺乏。

当然，通过食物摄入足够的微量营养素是最佳的途径，而且没有之一。但是，传统的饮食结构、个人的饮食爱好也不是一朝一夕能够改变的，所以使用微量营养素补充剂来弥补饮食摄入的不足也是不错的选择。

那么，服用单一成分微量营养素补充剂还是复合微量营养素补充剂呢？国内外专家们的推荐略有差异。**世界卫生组织推荐：**孕前 3 个月至整个孕期需常规每日补充叶酸 0.4mg 及元素铁 30～60mg；钙摄入量较少的孕妇，自孕 20 周至分娩，每日补充元素钙 1.5～2g。**我国指南推荐：**孕前 3 个月开始每日补充叶酸 0.4～0.8mg，至少补充至孕 3 个月，元素铁在进行铁状态评估后补充；孕 14 周开始常规每日补充元素钙 0.6～1.5g。

研究表明，与单独补充元素铁相比，服用含铁和叶酸的复合微量营养素补充剂更能减少早产、低出生体重儿、小于胎龄儿的发生率及降低新生儿和女婴的死亡率，并且未发现增加额外的风险。补充维生素和补充矿物质可以互相促进。例如，维生素 C 可促进铁的吸收；硒和维生素 E 可相互加强对方的功效；同时补充维生素 A、维生素 B_2、铁比单纯补铁能更有效地改善缺铁性贫血等。

目前，我国孕妇的体质及饮食结构尚不能供给完备、充足的微量营养素，普遍存在缺乏多种微量营养素的情况。服用几种单一营养素时更易发生漏服、过量服用等情况。因此，孕妈们至少应做到从孕前 3 个月开始每日补充叶酸 0.4mg，孕 14 周开始每日补充元素钙 0.6g。但有条件的孕妈可整个孕期服用复合微量营养素。

1. 了解产品

（1）了解产品的适应证或适宜人群。不同品牌甚至同一品牌不同的复合微量营养素补充产品适用的人群不同，如更年期妇女、孕妇、普通成人等，多数产品会在外包装上明确标注适宜人群，孕妈们在选购前应先看清包装，把握住产品的大方向。

（2）**了解产品的属性**。目前，市场上可供选择的复合营养素补充产品主要有 OTC（非处方药）类营养素补充产品、保健食品类营养素补充剂、普通食品类营养素补充产品。

复合微量营养素补充产品	属性	服用目的	监管	营养素标示量
OTC（非处方药）类营养素补充产品	药品	治疗和预防疾病，有明确的适应证	产品的注册、管理有明确的相关法规和标准限制	含量较高，尚无明确范围限制
保健食品类营养素补充剂	保健食品	补充孕期膳食供给的不足，预防营养缺乏，不予治疗疾病		含量有明确的范围规定（为我国孕妇该种营养素推荐摄入量的 1/3~2/3）
普通食品类营养素补充剂	普通食品	补充膳食供给的不足，不予治疗疾病	目前已不予批准上市销售，但早期批复的仍可销售	无统一标准，甚至缺失

根据各类产品的特点，建议：

▲ OTC 类营养素补充产品——适用于严重营养素缺乏的孕妇，建议在医生指导下选购及服用，并需注意遵医嘱复诊，以防止长期服用过量。

▲ 保健食品类营养素补充剂——摄入量范围相对安全，可补充膳食不足，适宜于大多数孕妇选用。

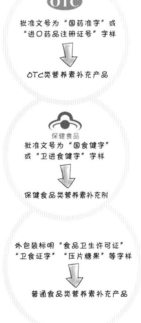

▲ 普通食品类营养素补充产品——营养素标识不严格，甚至缺失，不推荐常规用于孕期补充营养素不足。

那么，如何区分这 3 类产品呢？很简单，从外包装或说明书中找左图所示的字样或图标。

（3）**了解产品的营养素成分及含量**。不同品牌的同属性产品营养素成分的种类及标示量存在差异。孕妈们选购时应查看营养素的成分及标示量，可重点关注铁、钙、锌、碘、叶酸、维生素 A、维生素 D 等营养素含量的差异性。

但需要说明的一点是，营养素标示量并不是越高越好。例如：孕期维生素 A 摄入过量可导致新生儿出生缺陷，尤其是在孕早期；摄入过量的维生素 D 可发生维生素 D 中毒，导致高钙血症及高尿钙症、软组织钙沉积、不可逆性肾与心血管损伤等潜在毒性及婴儿动脉硬化的发生；碘摄入过量可导致宝宝神经发育指数和运动发育指数下降等。

2. 了解自己

（1）了解自己的需求——治疗还是预防。首先应明白补充微量营养素是为了治疗疾病（由严重缺乏某一种或几种微量营养素导致，如缺铁性贫血等），或是为了补充膳食供给不足，预防微量营养素的缺乏。如果是治疗疾病，请于医生指导下选购。

（2）了解自己的健康状况及怀孕状况。通常，低龄或高龄孕妇，基础营养状态不佳、营养吸收不良或有寄生虫感染的孕妇，伴有慢性病、传染病及多胎妊娠、妊娠间隔过短的孕妇对某些营养素的需求量可能更大，应在医生指导下进行

微量营养素的补充。

（3）了解自己的饮食结构特点，包括正在服用的营养强化食品。不同的饮食偏好可导致微量营养素缺乏的种类及程度不同。例如：在沿海等不缺碘的地区，正常食用碘盐，常吃海带、紫菜等含碘丰富的海产品的孕妇不需要额外补碘，可选用不含碘的复合微量营养素，而生活在碘缺乏地区的孕妇，或是不吃富碘海产品的孕妇，可适量补碘。已服用单纯叶酸补充剂的孕妇，选购复合营养素时应注意所选产品是否含有叶酸。此外，营养强化食品，如孕妇奶粉等，可能已经含有一定量的某几种微量营养素，服用前应查看说明书的成分及含量，避免补充过量。

我国孕妇矿物质、维生素的推荐摄入量（RNI）或适宜摄入量（AI）

	营养素（每日量）	孕早期	孕中期	孕晚期
矿物质	钙 /mg	800	1 000	1 000
	钾 /mg	2 000	2 000	2 000
	镁 /mg	370	370	370
	铁 /mg	20	24	29
	碘 /μg	230	230	230
	锌 /mg	9.5	9.5	9.5
	硒 /μg	65	65	65

	铜 /mg	0.9	0.9	0.9
	铬 /μg	31	34	36
	锰 /mg	4.9	4.9	4.9
	钼 /μg	110	110	110
	维生素 A/μg RAE	700	770	770
	维生素 D/μg	10	10	10
	维生素 E/mg α-TE	14	14	14
	维生素 K/μg	80	80	80
	维生素 B_1/mg	1.2	1.4	1.5
	维生素 B_2/mg	1.2	1.4	1.5
维生素	维生素 B_6/mg	2.2	2.2	2.2
	维生素 B_{12}/μg	2.9	2.9	2.9
	泛酸 /mg	6.0	6.0	6.0
	叶酸 /μg DFE	600	600	600
	烟酸 /mg NE	12	12	12
	胆碱 /mg	420	420	420
	生物素 /μg	40	40	40
	维生素 C/mg	100	115	115

注：表格数据来自《中国居民膳食指南》（2016 年）

　　总之，身体健康的孕妈应根据本人的需求、健康状况及饮食特点等，结合我国孕妇矿物质、维生素的推荐摄入量或适宜摄入量，评估微量营养素缺乏量，选购适合自己（种类及含量）的产品。觉得自行评估困难或有合并疾病的孕妈，选购复合微量营养素前可以去医院营养科评估自己的营养状况，缺多少补多少。最后，需要强调的是在膳食营养均衡的基础上补充适量的微量营养素才是安全、有效的，不能以任何营养素代替正常饮食，否则徒劳无益。

江苏省人民医院药学部：潘祺琦、魏继福

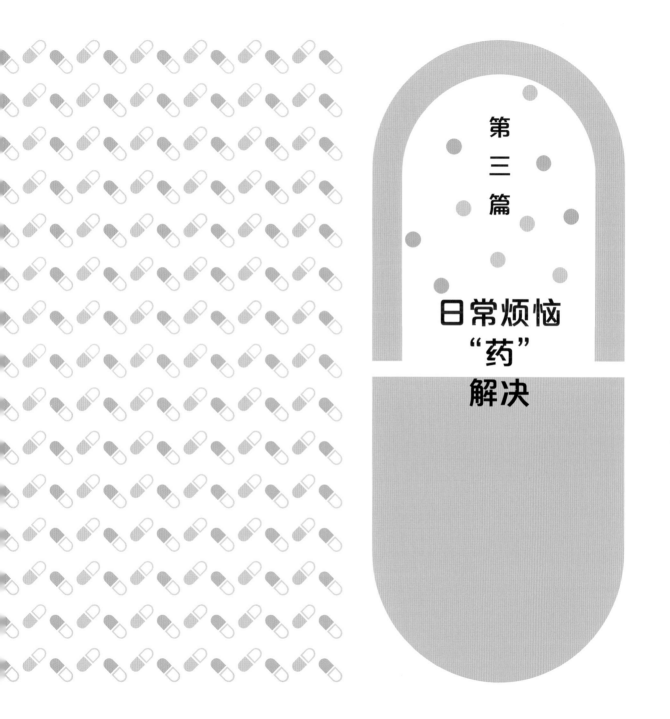

第
三
篇

日常烦恼
"药"
解决

3.1

孕吐严重怎么办?

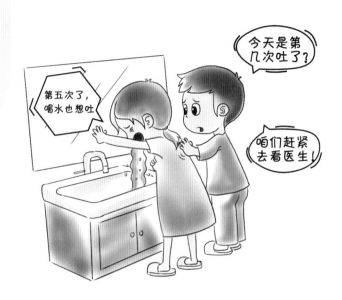

电视剧中常常用吃饭时出现恶心想吐来暗示剧中人怀孕害喜了。一般来说,怀孕早期(孕期前3个月)发生孕吐的现象非常普遍,其中60%的孕妈在怀孕12周后症状会缓解,91%的孕妈在怀孕20周后症状会缓解,约10%的孕妈恶心呕吐会持续整个妊娠期,而0.3%~3%会发展为妊娠剧烈呕吐。发生孕吐的孕妈一般都伴随有反酸、上腹烧灼感、餐后饱胀、没有胃口等症状。孕吐通常始于5~6周,孕8~9周最为严重,之后逐渐缓解。一般孕吐不会影响胎儿的正常发育。

一、孕吐是如何产生的呢?

女性在怀孕之后,身体内的激素分泌会产生一定的变化来稳定子宫,为胎儿的发育提供有利的环境。当孕6周左右时,孕妈体内的绒毛膜促性腺激素会刺激大脑的呕吐神经,因此孕期比平时更容易产生呕吐感。另外，孕妇体内大量分泌的孕酮抑制了胃部肌肉的运动，胃酸分泌减少，胃排空时间和肠道蠕动减慢，胃与食道连接处的贲门括约肌松弛，从而导致食物下行缓慢，容易反流到食道。一般情况下，孕12周以后孕吐症状多会自然消失，孕妇食欲也会逐渐恢复正常。

二、应该如何减轻孕吐反应？

1. 选择富含碳水化合物的食物

食物越难消化，在胃中停留的时间就越长，胃就需要更加努力地收缩和舒张，分泌更多消化液来消化食物。因此建议孕妇选择富含碳水化合物的食物，如粥、面包干、馒头、苏打饼干等，尽量避开不易消化的高脂食物，如薯片、藕夹或红烧茄子等过油的食物。

2. 多吃含水量高的食物

含水量高的食物能快速通过胃，不易引起孕吐，还能减轻肠道负担，使食物更好地被吸收，给孕妈补充营养。因此，可以给孕妈做一些蔬菜瘦肉粥或五谷杂粮粥等清淡的粥品，尽量少吃干食。保持少食多餐的进餐频次，否则一日三餐都吃得太饱，食物在胃中排空减缓，容易引发孕吐。

3. 饭后适当活动

饭后适当活动有利于食物较快地进入小肠，可以减少胃液反流，所以建议饭后适当走动，至少要坐着，而不能饭后就躺着。另外，饭后适当活动还能让身心放松，转移对呕吐的注意力。

4. 其他生活小建议

比如保持室内空气清新，温度凉爽；尽量避免接触容易诱发呕吐的气味、高温、潮湿、食品或添加剂等；柠檬或生姜等具有天然止吐作用，建议常备，可以闻一闻，或煮姜汤，也有止吐作用；穿着宽松，保持良好心情也有助于缓解孕吐症状。

三、孕妈服用止吐药物要注意哪些问题？

一般孕吐不严重，不需要采取措施。如果孕吐严重到一口东西也吃不下，甚至喝口水也吐，一天呕吐四次以上，那就得及时就医，根据医嘱进行治疗。否则因为能量摄入不足机体动用脂肪供能，可能会影响胎儿大脑的正常发育。下面列出了一些医生可能会开给孕妈的止吐药物以及服用时的注意事项。

1. 维生素 B₆

一般门诊医生会首先推荐复合维生素或者维生素 B_6，因为维生素 B_6 安全性和有效性都较好。维生素 B_6 最好在饭后 1 小时后服用，这样能够提高药效。孕妈可以根据自身状况进行剂量调整，一般一次 10～25mg，一天 3～4 次服药。但是应特别注意维生素 B_6 剂量不可过大，每日最高剂量为 200mg。因为长时间大剂量服用维生素 B_6 可影响胎盘对胎儿的营养供给，进而影响胎儿发育。同时应该注意，维生素 B_6 不宜与高蛋白食物、含硼食物（如葡萄干、黄豆、红豆、绿豆）和酒精（包括酒精类饮料）同时食用或饮用，因为它们会妨碍维生素 B_6 的吸收和利用。

2. 多巴胺受体拮抗剂

此类药物必须在医生指导下使用。甲氧氯普胺（胃复安）和各种吩噻嗪类药物（如异丙嗪、丙氯拉嗪和氯丙嗪）等属于多巴胺受体拮抗剂。服用这些药物可能会出现口干、嗜睡等不良反应，属于正常现象。孕妈可以通过多喝水来缓解口干，并且不要进行开车等需要高度集中注意力的活动。若这些不良反应的情况较重，需要及时到医院向医生求助。

目前的研究表明，甲氧氯普胺不会增加出生缺陷、早产、死产等风险，但应注意当孕妇有胃肠道出血、机械性梗阻或穿孔，甲氧氯普胺可能会加重其病情。因此有这些疾病的孕妈在就医时应将自己的身体情况如实告知医生。甲氧氯普胺最好在饭前半小时服用，可避免食物对其影响，使其能够较好发挥作用。甲氧氯普胺不宜放在强光处长期照射。

目前的研究表明，孕早期应用异丙嗪不会增加出生缺陷发生率，但孕晚期持续使用可致新生儿较重的不良反应。因此在应用吩噻嗪类药物前需要由医生为孕妈们充分权衡利弊。异丙嗪一般饭后及睡前服用，可与食物或牛奶同时服用，能减少对胃黏膜的刺激。

3. 抗组胺药物

此类药物必须在医生指导下使用。现有的

多数研究表明抗组胺药物与出生缺陷之间没有明确的联系。此类药物中苯海拉明、茶苯海明等用于治疗妊娠期呕吐相对安全。服用此类药物可能会出现包括嗜睡、口干、头晕、便秘等不良反应，可以通过多喝水、多吃蔬菜水果来缓解。如果这些情况很严重，需要及时就医，请医生重新评估治疗方案。患有幽门十二指肠梗阻、消化性溃疡所致幽门狭窄、哮喘、闭角型青光眼的孕妇不宜使用这类药物，因此有这些疾病的孕妈就医时应将这些情况向医生反映。

武汉大学中南医院药学部：刘亮、程虹
江苏省人民医院药学部：魏梦琳

3.2

"保胎药"
使用别任性

怀上一个宝宝并不是件容易的事，为了让宝宝顺利娩出，各种保胎的方法就应运而生了。关于保胎，很多孕妈会存在这样的疑问：是否所有孕妈都需要保胎？实际上，绝大部分的孕妇不需要保胎治疗。导致自然流产的原因有很多，其中最主要的是胚胎染色体异常，这个比例大约占 50% 左右，其他原因才是母体因素，比如内分泌因素、感染因素、自身免疫因素、精神因素等。染色体异常的胎儿没有保胎的价值，能够保下来的机会也极小。勉强保胎留下的，很有可能

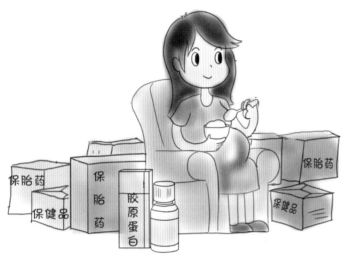

▲ 以往有胚胎停育或多次生化妊娠的病史。

▲ 有复发流产（有 3 次以上流产史）的病史。

▲ 经诊断有黄体功能不全的情况。

▲ 有多年不孕病史，怀孕困难。

▲ 经过人工授精及试管婴儿技术怀孕的孕妇等。

不容易受孕，胎儿来之不易的情况，需要保胎的可能性较普通孕妇大。

如果确实需要保胎，应该在医生的指导下使用保胎药。

是个有问题的宝宝，这对大人和小孩都是极不负责的。而如果妊娠早期有不良接触史，比如服过药、接触过有毒有害物质等，一旦有流产征兆，就更不该勉强保胎了。

一、什么时候需要保胎?

如果孕妈存在这几种情况，可以考虑保胎：

▲ 临床存在先兆流产，先兆早产的症状和体征包括少量阴道流血（即大家常说的"见红"）、腹痛等，经过医生诊断的先兆流产是最常见的需要保胎的情况。

二、保胎药物有哪些?

就药理学分类来说，并没有所谓的"保胎药"的说法，所谓"保胎药"只是针对不同病因，直接或间接避免流产或早产的一系列药物。大致分为妊娠早期保胎药和妊娠中晚期保胎药。

1. 妊娠早期保胎药

妊娠头 3 个月，保胎药主要用于治疗非胚胎自身原因引起的先兆流产，常用药物有孕激素制剂，例如黄体酮、地屈孕酮等。

孕激素也叫孕酮，常用于黄体功能不全所

致的先兆流产、复发性流产，而对于其他原因导致的先兆流产就没多大用处了。许多先兆流产的孕妈在检测到孕酮水平偏低后，会补充孕激素来进行保胎治疗。实际上这是将流产和孕酮的因果关系弄反了，流产并不是因为孕酮水平低引起的，而是因为胚胎质量较差引起了流产，质量较差的胚胎分泌孕酮的水平较低，而额外补充孕酮并不能改善胚胎质量。大规模的临床研究证明，对孕妈常规补充孕酮是不能降低流产率的。

而且母体内孕酮的水平是波动的，因此血中的孕酮水平并不一定能够真实反映黄体功能，不能因为一次的孕酮检测值低就惊慌失措，更不能因此盲目的补充孕酮。究竟该不该补孕酮来"保胎"，还要结合临床症状，由医生来确定。

2. 妊娠中晚期保胎药

妊娠 28 周以后，保胎药主要用于治疗早产，主要是宫缩抑制剂。有分析表明，此类保胎药只能有效延长妊娠 48～72 小时。使用这类药的目的是为了防止即刻早产，为促进胎肺成熟或转运孕妇到有早产儿抢救条件的医院分娩赢得时间。

妊娠中晚期所使用的保胎药，都需要在医院内，在医护人员的监护下使用。目前宫缩抑制剂的分类主要有钙离子通道阻滞剂、β 肾上腺素能受体激动剂、催产素受体拮抗剂、前列腺素合成酶抑制剂以及硫酸镁。除了催产素受体拮抗剂，其他药本身不是专为抑制宫缩而发明的，这其中有的是降压药、有的是解热镇痛药，都具有很多其他生物学活性，在使用过程中会产生抑制宫缩以外的效应。

● **钙离子通道阻滞剂**：典型的有硝苯地平，作为降压药的一员，服药中应注意观察血压，防止血压过低。

● **β 肾上腺素能受体激动剂**：典型的有利托君，这类药使用过程中应密切观察心率，对健康孕妇的心跳速率宜避免超过 140 次 / 分。

● **催产素受体拮抗剂**：典型的有阿托西班，为催产素衍生物，具有高度的子宫特异性，能有效地抑制子宫收缩，缺点是价格贵，需要冷藏保存。

● **前列腺素合成酶抑制剂**：所有前列腺素合成酶抑制剂在妊娠 32 周后使用可引起胎儿动脉导管提前关闭，也可因减少胎儿肾血流量而使羊水量减少，因此一般不建议使用。如果要用，需要监测羊水量及胎儿动脉导管宽度，当发现胎儿动脉导管狭窄时立即停药。

● **硫酸镁**：在抑制宫缩的同时对胎儿的神经系统亦有保护作用。但近年的研究证实，长期暴露于硫酸镁可造成胎儿和新生儿骨骼脱钙甚至骨折。鉴于此，美国食品药品监督管理局建议在预防早产时，注射用硫酸镁的使用时间不应当超过 5～7 天。由于血镁的治疗浓度和中毒浓度接近，因此在使用过程中，必须定时做膝腱反射检查，测定呼吸次数。

孕妈应当对"流产"及"保胎药"有一个正确的认识，怀孕是一个自然选择、优胜劣汰的过程。过分的人工干预，往往得不到预期的效果，同时会带来不可预知的问题。除了经过医生诊断后确实需要使用，孕妈切不可盲目崇拜"保胎药"，更不可任性自行使用。

江苏省人民医院药学部：李想
苏州市立医院北区药学部：周艳君

3.3

孕妈睡不着，这可怎么办？

现代生活压力大，失眠现象十分普遍，缺觉的孕妈也不在少数。有调查显示，妊娠期失眠的发生率高达 52%～62%，是孕妈怀孕期间不能忽视的一个问题。怀孕前 3 个月，孕激素分泌增加、褪黑素分泌减少，以及得知怀孕后感到兴奋与不安，还有身体上出现的恶心呕吐等怀孕初期反应，都容易造成孕妈白天睡得多、晚上睡不着的情况。到了怀孕中期，孕妈们可能由于心理适应性有所加强，睡眠质量有所回升。但怀孕的最后 3 个月，孕妈们面临的问题迅速增多，胃肠不适、身体沉重，怎么躺都不舒服，胎动、起夜次数明显增多，新陈代谢过快引起怕热多汗，都导致怀孕后期孕妈的睡眠状况堪忧。总的来说，激素水平波动、生理和心理状态的改变等都影响着孕妈的睡眠时间和睡眠质量。

一、孕期失眠会对孕妈和宝宝产生什么不良影响？

很多孕妈觉得，失眠不是病，忍一忍就可以熬过去，其实失眠很容易造成孕妈情绪不稳定。长期失眠可能损害孕妈的身心健康，对腹中胎儿的成长也会造成不良影响。已经有很多临床研究表明，产前抑郁、妊娠糖尿病、先兆子痫、产程异常、剖宫产、胎儿生长发育受累、早产、胎儿口唇畸变，都可能与妊娠期失眠有关，孕妈睡眠不足与不良的妊娠结局之间存在着千丝万缕的联系，不可轻视。

二、轻度失眠需要吃药吗？

孕妈治疗失眠，应该优先尝试心理和生活习惯的调整，情志和生活起居调养的长期效果是优于药物治疗的。因此，如果失眠并不严重，可以按以下方法来做：

▲ 养成良好的作息和睡眠习惯，例如，选择在每天晚上 11 点胎动频繁开始前入睡。

▲ 调整心态、放松心情，适当运动，睡前听一听舒缓的音乐，选择左侧卧的姿势，可以提高睡眠质量。

▲ 注意饮食，保持清淡，不喝咖啡等兴奋

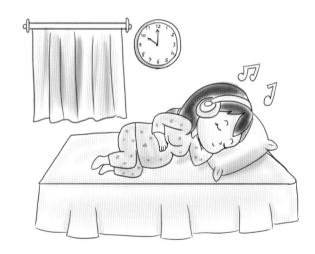

性的饮料，少吃或不吃易造成水肿的高盐饮食和易引起胃肠道损伤的辛辣食物。

▲ 遇到难解的心理问题时，积极向亲人朋友和心理医生求助。

如果以上方法都无效，失眠痛苦难耐，请您立刻就医，在医生的指导下开始治疗。

三、孕妈失眠严重能吃安眠药吗？

如果无法通过自行调整心理和生活习惯来缓解失眠，孕妈们也切不可自行使用安眠类药物，一定要在医生和药师的指导下才能使用，因为大多数治疗失眠的药物对孕妈来说安全性都不高。

医生会充分权衡利弊，谨慎选择对孕妇和胎儿都相对安全的药物，并尽量为孕妈们缩短疗程，减少药物使用的种类和剂量。孕妈也应该注意在药物治疗的同时，配合进行心理和生活习惯的调整。

常用来治疗失眠的药物有镇静催眠类药物、抗抑郁药和抗组胺药等，表格中列出了它们的名称和安全性信息。

药物名称	安全性	使用建议
替马西泮	已有充分证据表明药物对胎儿有危害	孕妇不能使用
艾司唑仑		
三唑仑		
阿普唑仑	有证据表明药物对胎儿有危害	
氯硝西泮		
地西泮		
劳拉西泮		
硝西泮		
扎来普隆		必须在医生充分权衡利弊后，在医生的指导下谨慎使用
唑吡坦		
佐匹克隆		
右佐匹克隆	安全性并没有得到明确证实	
米氮平		
曲唑酮		
阿米替林		
羟嗪		
苯海拉明	没有证据表明药物对胎儿有危害	孕妇必须在医生的指导下使用

替马西泮、艾司唑仑、三唑仑等，孕妈绝对不可以使用。它们都可以透过胎盘被吸收，进入胚胎或者胎儿体内。动物和人类的药物研究经验明确证明，它们对胎儿有危害，孕期使用这些

药物有害无益。

阿普唑仑、氯硝西泮、地西泮、劳拉西泮、硝西泮等药物也可以透过胎盘对胎儿造成不良影响。一些研究表明，它们虽然不会造成重大畸形，但可能会增加早产、低出生体重的发生率，妊娠早期使用可增加低血糖风险，而妊娠晚期使用可能增加呼吸系统相关风险。这些药物，必须在医生判断"使用它们对孕妇和胎儿利大于弊"时，才能在医生的指导下谨慎使用。

扎来普隆、唑吡坦、佐匹克隆、右佐匹克隆、米氮平、曲唑酮、阿米替林、羟嗪都属于目前研究资料较少的药物。由于它们的安全性没有得到明确证实，应在医生的指导下谨慎使用。其中，右佐匹克隆在美国被允许用于妊娠期妇女，较其他几种来说相对安全。

抗组胺药物苯海拉明是我们熟知的一种晕车药，它也具备明显的催眠作用，目前没有证据表明这类药对胎儿有危害。但这并不意味着孕妈可以自行使用苯海拉明，因为目前对它的临床研究仍是不充足的，孕妈还是必须在医生的指导下使用。

四、孕妈失眠，可以自己吃中药吗？

大多数的中药复方制剂针对孕妇的安全性是未知的，因此不建议孕妈们在没有中医医师的指导下自行服用有安神助眠功效的中草药汤剂和中成药。但可自行进行食疗，例如牛奶、葵花籽、蜂蜜、莲子、核桃、红枣、豆类等食物，都是失眠孕妈们的安心之选。

总的来说，妊娠期失眠是普遍存在的现象，孕妈们不必过于焦虑，但是严重的失眠会对孕妇和胎儿的健康造成损害，一旦出现不可轻视。轻度失眠不需要吃药，应从心理、饮食和生活方式上做出调整。如果出现严重的无法自行解决的睡眠和心理问题，应当及时就医，在医生的指导和帮助下进行治疗。

江苏省人民医院药学部：魏梦琳、魏继福

3.4

当孕妈碰上便秘，怎么破?

便秘是妊娠中最常见的不适反应，11%～38%的孕妈都会受到不同程度的便秘的影响，这种现象在孕早期和孕中期最为普遍。如果不及时纠正，可能引起痔疮，而痔疮反复的出血可能导致贫血，此外，若排便过于用力还可能引起子宫收缩，导致早产或流产。为什么孕妈比一般人群更容易发生便秘呢？怀孕后，体内激素水平发生变化是妊娠期便秘最主要的原因。体内分泌的孕激素等各种激素引起胃肠道肌张力减弱、肠蠕动减慢，可导致便秘。除此之外，子宫增大引起肠道运动障碍，膈肌、腹肌运动受限导致排便缺乏动力，结肠水分吸收增加导致大便干结等，都使孕妈比一般人群更容易发生便秘。另外，药物因素如铁剂的应用可发生便秘的不良反应；饮食、活动因素，如膳食纤维摄入不足，活动量减少，不利于结肠蠕动均可引起便秘。

一、孕妈不吃药如何解决便秘问题?

调整生活方式，合理膳食、多饮水、多运动、建立良好的排便习惯是慢性便秘的基础治疗措施。

▲ **注意膳食**。要多吃富含纤维素的食物，比如胡萝卜、糙米、玉米等，同时增加水分的摄入，推荐每日摄入膳食纤维25～35g，每日至少饮水1.5～2.0L，也可以多吃酸奶这类富含有机酸的食品。

▲ **适度运动**。适当的运动，如散步对缺乏运动的孕妈更有益，但是剧烈的运动可能会使便秘情况加剧，孕妈们一定要注意运动适度。

▲ **建立良好的排便习惯**。肠道活动在晨起和餐后时最为活跃，建议便秘孕妈在晨起或餐后2小时内尝试排便，排便时集中注意力，减少外界因素的干扰，比如尽量不要在排便时看手机。

二、这些药物孕妈要避免使用

调整生活方式和饮食都无法缓解便秘症状时，可能就需要进行药物治疗了。下面这三种常用的治疗便秘的药物不适合孕妈使用，一定要注意。

1. 怀孕时不能使用开塞露

出现便秘，我们平时用得最多的就是开塞露。开塞露的主要成分是甘油和山梨醇，临床上主要是用其刺激肠壁，软化大便，反射性地引起排便反应。其在肠内不被吸收，再加上具有润滑作用，能使大便更容易排出。虽然开塞露本身没有毒性，但是其在肠道分解的产物对子宫有刺激性，所以禁止孕妈自行使用，必须在医生的指导下，权衡利弊后才能使用。同理，蓖麻油也是禁止自行使用的。

2. 怀孕时不能使用便塞停（比沙可啶肠溶片）

便塞停也是家中很常见的治疗便秘的药物，其直接作用于大肠，刺激肠道感觉神经末梢，引起直肠反射性蠕动增强而导致排便。但是在刺激肠道的同时，可能会引起子宫收缩，导致流产、早产，所以临床上不建议使用。

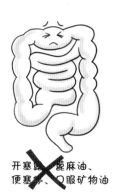

开塞露、蓖麻油、
便塞停、口服矿物油

3. 口服矿物油不可取

口服矿物油会减少孕妇对一些脂溶性维生素（A、D、E、K）的吸收，会导致出血，因此也不推荐使用。

三、必须采用药物治疗的孕妈有哪些选择？

给孕妈便秘使用的药物应具备疗效好、无致畸作用、耐受性好的特性，下面简单介绍几种比较安全的药物：

1. 富含纤维素或纤维素衍生物的通便药

代表药物为小麦纤维素、欧车前。这些药物有很强的吸水膨胀能力，且不会被人体消化吸收，服用后会吸水膨胀形成黏液团，刺激肠道蠕动，从而加速人体排便。这类药物适用于较轻程度的便秘，起效较慢。

2. 渗透性通便药

这类药物进入大肠以后会"阻止"水分被肠壁吸收，从而保留肠内水分，润滑肠道，软化粪便，还能增加粪便体积，刺激结肠蠕动，缓解便秘症状，适用于中等程度的便秘，代表药物为乳果糖、聚乙二醇。

（1）**乳果糖**：是目前我国应用于治疗孕产期便秘常用的通便药，可促进生理性细菌的生长，是世界肠胃病学组织（WGO）认可的益生元。乳果糖不被吸收，不影响营养吸收，不影响胎儿发育，不影响哺乳，不会引起血糖波动，对于乳糖不耐受的人群，也同样适用。

（2）**聚乙二醇**：口服后可软化粪便，且不会被肠道吸收、代谢，不良反应少。一些研究结果表明聚乙二醇在增加每周排便次数、改善粪便性状、缓解腹痛等方面均优于乳果糖，建议应优先使用聚乙二醇治疗慢性便秘。美国权威机构推荐聚乙二醇作为孕妇便秘的首选治疗药物。

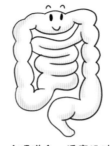

合理膳食、适度运动、良好的排便习惯、小麦纤维素、欧车前、乳果糖、聚乙二醇

通常来说，便秘的时间长了就会让人心情不佳、烦躁，更何况是对于已经怀孕的女性来说这种情绪会被放得更大，当有便秘的情况时，会让孕妈在每次排便时心情紧张，从而形成恶性循环。所以，孕妈在碰到便秘时不要太过害怕，及时调整自己的作息习惯，改善膳食结构，一般都会得到改善。当必须进行药物治疗时，孕妈使用药品之前应先请教产科医生或药师，切忌盲目用药。

江苏省人民医院药学部：赵午煦

南京医科大学药学院：曹梦妲

药物	注意事项	不良反应
小麦纤维素	每日清晨都应服药，可加入食物或饮料中服用，用200ml左右的液体一起服用效果最佳	会有腹胀、胃口不好等不适
欧车前	需用足量的水使其充分溶解，200ml的凉水或温水为宜，服用后多饮水有助于增强疗效	轻微腹胀、恶心，坚持服用可消失
乳果糖	宜在早餐时一次服用	由于会产生气体，可能会产生腹胀和恶心的不适感
聚乙二醇	每袋内容物需使用大量的水（200~250ml为宜）溶解	腹痛，大剂量使用可能出现腹泻

3.5

孕期皮肤瘙痒不可忽视

大约 1/3 的孕妈会被局部或全身皮肤瘙痒所困扰。孕期为什么易出现皮肤瘙痒？感染、某些全身性疾病（如急、慢性肝脏和/或肾脏疾病等）、皮肤病（与妊娠有关的或与妊娠无关的）、神经性或精神性疾病等都可能导致孕妈们皮肤瘙痒。但九成左右的瘙痒并非"有病"，而是与孕妇体内激素、代谢、免疫系统变化引起皮肤生理性变化有关，其中最常见的是皮肤变得更干燥、敏感等所致。很多孕妈都会抱怨怀孕后皮肤瘙痒，但多数伟大的妈妈抱怨归抱怨，为了不影响宝宝，也不敢自行服药或涂抹止痒的外用药，总想着挠一挠、忍一忍就过去了。但殊不知，有的痒忍忍没什么，而有的痒却会对宝宝产生损害，甚至导致严重后果。

一、孕妈的皮肤瘙痒哪些可自然缓解，哪些对宝宝有影响？

皮肤瘙痒只是一种症状，不同原因引起的皮肤瘙痒对宝宝的影响不同。

1. 妊娠纹部位瘙痒

孕期很常见，这种皮肤瘙痒对宝宝无害，一般生产后会自然缓解。

2. 妊娠特异性皮肤病

即孕期独有或高发的皮肤病，主要有妊娠多形疹、妊娠特应性皮疹、妊娠类天疱疮等。这类皮肤病均会出疹，并且通常伴有剧烈的瘙痒。孕妈们一旦出现皮肤瘙痒伴皮疹，应及时到医院就诊，针对不同的皮肤病给予相应的治疗。

3. 妊娠期肝内胆汁淤积症（ICP）——孕妈最应警惕的"隐形杀手"

妊娠期肝内胆汁淤积症是一种以不明原因的皮肤瘙痒、肝功能异常，但产后迅速消失或恢复正常为特点的孕期特发性疾病，多数发生于孕晚期，由于其无原发皮疹和皮损，皮肤瘙痒程度不一，因此在并发其他严重症状前很容易被忽视。但其可对宝宝产生严重损害，例如导致早产、羊水胎粪污染、胎儿宫内缺氧，甚至是胎儿死亡，并且是突发性的，没有一点预兆。具有慢性肝胆基础疾病、有 ICP 家族史、前次妊娠有 ICP 史、双胎妊娠、人工授精的孕妈出现皮肤瘙痒，或具有手掌、脚掌瘙痒，夜间加重这类皮肤瘙痒特点的孕妈，不论痒的程度如何，能不能忍受，都不容小觑，应立即前往医院排除。

二、皮肤瘙痒不能挠，应该怎么办？

皮肤瘙痒千万别挠！过度抓挠刺激可能会进一步破坏皮肤屏障，加重原先的皮肤病，如果挠破皮肤的话还可能继发感染、色素沉着等，得不偿失。但是，瘙痒会加重孕妈们的不适感，严重者会影响睡眠和生活质量，甚至出现焦虑。这时，可以通过药物缓解瘙痒症状，孕妈们不用担心，正确、适量地使用某些药物并不会影响宝宝的健康。

因皮肤干燥引起的瘙痒可以多注意补水，涂抹对宝宝无害的润肤乳加强皮肤保湿。妊娠纹部位瘙痒可以在瘙痒的皮肤部位涂抹橄榄油、甘油或其他专用妊娠纹霜来缓解痒感。

妊娠特异性皮肤病应遵医嘱外用或口服药物，一般而言，这类皮肤病通过局部涂抹外用糖皮质激素（一类具有抗炎、抗过敏、免疫抑制等作用的药物的总称）即可缓解症状，但严重者可能需要口服糖皮质激素。过敏性疾病引起的瘙痒可以遵医嘱局部外用糖皮质激素或口服抗组胺药。外用炉甘石洗剂也可用于缓解痒感。

如果被诊断为妊娠期肝内胆汁瘀积症，孕妈们应引起重视，但也不用过分担心。严格遵医嘱治疗、复查、胎儿监护即可。

三、孕妈可以使用哪些药物止痒，对宝宝安全吗？

1. 炉甘石洗剂

外用炉甘石洗剂对宝宝安全。该药为混悬液，用前应先摇匀，取适量涂抹于瘙痒处，每日 2～3 次。但皮肤已破溃或有渗出液时不宜使用。

2. 糖皮质激素

局部外用糖皮质激素应优先选用弱效、中效类药物，这类药物对宝宝安全；长期大面积使用强效、超强效糖皮质激素可能导致宝宝低出生体重。常用的外用糖皮质激素作用强度分类可参照右表，需要注意的是同一种药物浓度不同，作用强度不同。此外，应注意很多外用乳膏剂是复方制剂，即除了含有糖皮质激素外，还含有其他成分，如抗真菌药物等，孕妈们应选用单一成分的制剂，以避免其他药物成分对宝宝产生不良影响。该类药物通常每日使用1~2次，局部涂抹，手掌大小的患处大概需用0.25g软膏，孕妈们可据此根据患处大小推算用量。药物的剂量可用指尖单位估算（从一个5mm内径的药膏管中，挤出一段软膏，恰好达到由食指的指端至远端指间关节横线间的距离长度的药量，约为0.5g）。

0.5g

食指

若用药2周无效或疗效不满意应再次前往医院就诊。

常用外用糖皮质激素类药物作用强度

作用强度	药物名称	常用浓度 /%（查看药品外包装"规格"即可知）	孕期使用建议
弱效	醋酸氢化可的松	1.0	对宝宝安全，孕妈们可遵医嘱局部外用
	醋酸甲泼尼龙	0.25	
	醋酸泼尼松龙	0.5	
	醋酸地塞米松	0.05	
	丁酸氯倍他松	0.05	
中效	曲安奈德	0.025~0.1	
	丁酸氢化可的松	1.0	
	醋酸氟氢可的松	0.025	
	氟氢松	0.01	
	丙酸倍氯米松	0.025	
强效	糠酸莫米松	0.1	可能导致宝宝低出生体重等不良结局，不宜长期大面积使用
	氟氢松	0.025	
	氯氟舒松	0.025	
	戊酸倍他米松	0.05	
	丙酸氯倍他索	0.02~0.05	
	氯氟舒松	0.1	
超强效	戊酸倍他米松	0.1	
	卤美他松	0.05	
	双醋二氟松	0.05	

注：表格摘自《糖皮质激素类药物临床应用指导原则》。

若疾病较严重，需要口服糖皮质激素治疗，这可能会增加胎儿发生发育迟缓、早产、唇腭裂等的风险，尤其是怀孕的前 3 个月服用。但孕妈们也不用过度担心，遵医嘱服药并做好产前检查、胎儿监护即可。

3. 抗组胺药

该类药物可以"拮抗组胺"，组胺是一种能引起一系列过敏症状如水肿、痒感的物质。过敏性疾病引起的皮肤瘙痒常需遵医嘱服用该类药物。该类药物品种繁多，其中，苯海拉明和氯苯那敏是孕妈们可以安心使用的两种药物，但这两种药物有镇静作用，可导致嗜睡、困倦，因此服药后不宜开车、从事高空作业、机械作业或操作精密仪器。怀孕 3 个月后，无镇静作用的抗组胺药氯雷他定和西替利嗪对宝宝也是相对安全的。服用这类药物均可能导致口干等不适，此外，该类药物虽无镇静作用，但也可能导致部分人群出现嗜睡，因此建议于晚上服用。

总之，孕期皮肤瘙痒问题可大可小，孕妈们千万不要大意忽视这个问题，如果出现可疑症状，要及时检查排除严重的疾病。需要药物治疗时应信任医生，与医生进行充分沟通，在权衡利弊的基础上共同决策治疗方案，并应严格遵医嘱治疗。另外，皮肤问题与饮食习惯有很大关系，孕妈也应多注意饮食上的调整，多摄入新鲜的果蔬，保证每日足够、均衡的营养，尽量不吃或少吃油炸和辛辣的食物，排除一切不健康的因素，安心静待宝宝的到来。

江苏省人民医院药学部：潘祺琦

中国药科大学中药学院：潘晨

3.6

家里的这些药，孕妈要注意

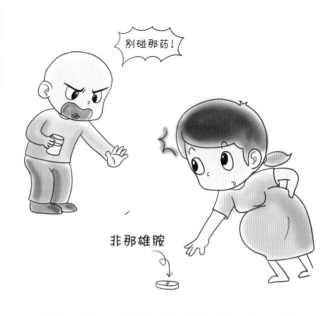

对于一个家庭而言，等待一个小生命来临是一件再幸福不过的事了。在怀孕这个特殊的时期，孕妈们在使用药品时都是非常小心的，但有时候仅仅自己小心还不够，家人的用药有些也会给孕妈带来一些危险。尤其是怀孕的前 3 个月，此刻的胎儿正处于非常关键的发育期间，容易受到有害物质的伤害，所以此时的孕妈更需要呵护。哪些是孕妈日常生活中需要特别注意避免接触到的药物呢？

一、家里有非那雄胺，孕妈务必要当心

非那雄胺是一种用于治疗前列腺增生症和男性雄激素性脱发的药物。虽然说明书都写着不适用于妇女，但临床上也被用来治疗女性脱发，而且被证实是有效的。所以有老人或者有脱发患者的家庭，可能都会有非那雄胺。由于非那雄胺会抑制某些组织中睾酮向双氢睾酮的转化，这可能引起男性胎儿外生殖器发育畸形，所以孕妇不能使用非那雄胺。对于育龄妇女，如果需要服

用，必须采取安全的避孕措施。

各位孕妈要小心的是，非那雄胺可以通过皮肤吸收进入体内，所以孕妇或计划怀孕的女性要避免接触非那雄胺的碎片和裂片，如果家中有老人前列腺增生正在服用这种药，或者有家人使用这种药物治疗脱发，孕妈一定要小心，避免皮肤接触。

二、家里有利巴韦林，孕妈请远离

利巴韦林又名"病毒唑"，是一种广谱的抗病毒药物，也因为"病毒唑"这个名字，很多人理所当然地错认为利巴韦林可以用于各种病毒性疾病的治疗，甚至将利巴韦林当作抗感冒的首选以及常规用药。

不同剂型的利巴韦林用于治疗不同的疾病。利巴韦林气雾剂只用于治疗呼吸道合胞病毒引起的重度下呼吸道感染；口服剂只用于治疗病毒性出血热，以及与干扰素 α-2b 联用治疗慢性丙肝。而对于普通感冒这种可以自愈的疾病，只要对症处理，防止并发症即可，不可滥用利巴韦林！

利巴韦林在人体内蓄积量大，即使停药后 4 周药物都不能完全从体内排出，因此建议在使用过这个药的 6 个月内应避免怀孕。更重要的是，对于孕产妇而言，利巴韦林有明显的致突变作用和胚胎毒性，即会造成胎儿先天畸形或死亡，这种情况在极低的治疗剂量时也会产生，所以孕妈绝对不要使用！如果周围的亲朋好友使用利巴韦林气雾剂，孕妈有可能会接触到药物的喷雾，所以孕妈日常生活中应注意规避风险。

三、孕妈能用聚维酮碘消毒杀菌吗？

说到聚维酮碘，可能大多数人都知之甚少，它还有另一个名字"碘伏"，也就是我们在皮肤擦伤破损时经常使用的消毒液。碘伏在使用时，结合碘会解聚而游离出碘，从而发挥杀菌的作用。细心的孕妈会发现，碘伏的说明书上明确地标识出"孕妇禁用"，那如果孕妈在不知情的情况下使用了会不会对胎儿造成不良的影响呢？

其实，说明书中标明"孕妇禁用"，是由于碘伏游离出的碘化物会被人体吸收后穿过胎盘，继而导致胎儿甲状腺功能减退和甲状腺肿，但这种情况主要针对的是阴道内使用的用法。《美国药典》指出阴道内使用碘伏会增加血清碘浓度，因此在妊娠期不能反复使用，这是说明书中提到"孕妇禁用"的原因。但是在《中华人民共和国药典》（简称为《中国药典》）中提到，正常人体外用本品很少会被吸收。这就是说偶尔用一次或短期使用，碘摄入量十分有限，基本不会对胎儿造成什么影响。因此，孕妈只要不在阴道内使用，不是大面积长期使用聚维酮碘，不用担心会对胎儿造成不良的影响。如果您实在是害怕，可以使用比较安全的氯己定（洗必泰）或者是苯扎氯铵溶液进行消毒。

　　总之，孕妈们要注意药物的吸收不只有口服这一种方式，皮肤接触、吸入或者局部应用都可能会对自身产生影响，平时对家中的常备药物要多留心，避免这些隐形的"伤害"。而且如果孕妈们接触了不确定是否安全的药品，无论是哪一种，最好能够及时向医生了解注意事项。

江苏省人民医院药学部：赵午煦、魏继福

3.7

怀孕了，遇到这些中药要小心

　　孕育宝宝是一场最美的旅行，在旅途中不幸生病是孕妈们最纠结的事情。该不该吃药，吃什么药呢？西药副作用大，不如吃中药吧。相比西药来说，很多人认为中药毒副作用相对小一些，因为很多中药都是从大自然的动植物中提取的，更有些中药是日常生活中餐桌上常见的食物。但俗语讲"是药三分毒"，中药也不例外，尤其是孕妇孕期服用中药更要小心，以免影响腹中胎儿的健康。

许多孕妈怀孕时口味发生改变，加之孕吐难忍，于是山楂就成为了孕妈们倾向选择的食品之一。山楂能消食健脾，行气散瘀，可用于饮食积滞，胃脘胀满，瘀血经闭等。现代医学研究显示山楂对子宫有一定的兴奋作用，孕妇服用山楂或大山楂丸（一种中成药）可能造成子宫收缩引起不适，孕妇不可过量食用。此外，其他健胃消食的中成药，如槟榔四消丸、九制大黄丸、清胃和中丸、香砂养胃丸等，都具有活血行气、攻下之效，

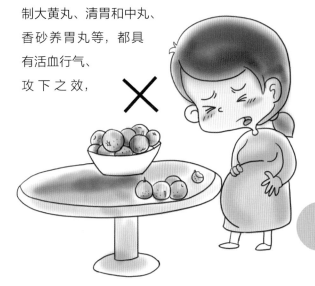

易致流产，不可使用。

孕早期恶心呕吐的症状多会在孕中期缓解，如实在难以忍受建议孕妈们食用苹果、葡萄、橙子等酸味水果。

除恶心呕吐等症状外，部分孕妇还会遭遇一定程度的头疼、乏力、精神不振等妊娠反应，严重影响工作生活，这时有些孕妇会倾向于选择风油精或清凉油。风油精和清凉油中的主要成分均为薄荷脑，提取自植物薄荷，可疏风散热、解毒透疹。现代医学研究显示薄荷油具有抗着床、抗早孕作用，孕妇不宜大量使用。

孕期漫长，孕妈们出现头疼、乏力的情况比较多见，建议可以稍作休息，听听舒缓的音乐以作缓解。

孕妈们由于体内激素水平发生变化，以及

缺乏运动，肠胃蠕动变慢，很容易出现便秘，尤其是到了孕晚期，不少孕妈都会受到便秘的困扰。但在孕期，有通泻大便、排除肠胃积滞、攻逐水饮、润肠等作用的中成药不宜使用，比如十枣丸、舟车丸、麻仁丸、润肠丸等，会有损胎气。

不仅是便秘，痔疮也经常困扰孕妈。孕晚期时，膨大的子宫压迫静脉，造成血液回流受阻形成痔疮，不仅让人疼痛难忍，更可进一步加重便秘。市面上常见的痔疮膏主要成分之一是麝香，孕妇使用有损胎气，可能引起流产。

孕妈们应选择可以促进肠蠕动的安全食品来缓解便秘，如粗粮、西梅等。另外，适度的锻炼身体也可促进肠蠕动，减少便秘和痔疮的发生。

四、每天"带球运动"，想缓解腰酸背疼，哪些中药碰不得？

孕妈的体重一路飙升，随着胎儿的增大，孕妈腰背的负重与日俱增，这会让许多人备受腰酸背痛的困扰。引起腰酸背痛的原因有很多，孕早期的腰酸背痛与雌激素和孕激素的水平上升有关，会导致孕妈的韧带松弛，引起关节的松动或错位。许多针对腰背疼痛的中药或膏药是通过活血祛瘀、理血通络来达到效果的，如七厘散、小金丹、虎杖片、云南白药、三七片等，它们祛瘀活血之力过强，容易导致流产，孕妇不可使用。

建议孕妈们适当运动，控制体重，切忌劳累，勿提重物，以免加重腰酸背痛。

五、孕期要小心的中药一览

古有元代医学家李杲总结的《妊娠禁忌歌》：

蚖（芫）斑水蛭及虻虫，乌头附子配天雄。

野葛水银并巴豆，牛膝薏苡与蜈蚣。

三棱芫花代赭麝，大戟蝉蜕黄雌雄。

牙硝芒硝牡丹桂，槐花牵牛皂角同。

半夏南星与通草，瞿麦干姜桃仁通。

硇砂干漆蟹爪甲，地胆茅根都失中。

《妊娠禁忌歌》总结的禁忌中药可分为以下大三类：

孕妈绝对不可使用的剧毒药	孕妈不可使用的有毒药	孕妈应谨慎使用的药物
芫青（青娘虫）、斑蝥、天雄、乌头、附子、野葛、水银、巴豆、芫花、大戟、硇砂、地胆	水蛭、虻虫、蜈蚣、雄黄、雌黄、牵牛子、干漆、鳖爪甲、麝香	茅根、木通、瞿麦、通草、薏苡仁、代赭石、牙硝、芒硝（朴硝）、桃仁、牡丹皮、三棱、牛膝、干姜、肉桂、生半夏、皂角、生天南星、槐花、蝉蜕等

随着研究的深入，目前《中国药典》中收录的妊娠禁忌中药一共有 98 种，这些药物都应避免使用。如：没药、雪上一枝蒿、莪术、商陆、当归、川芎、丹参、益母草、桃红、血竭、穿山甲、泽兰、乳香、毛冬草、吴茱萸、砂仁、豆蔻、厚朴、木香、枳壳、栀子、龙胆草、山豆根、大青叶、板蓝根、白芍、白芷、海马、洋金花、天南星、王不留行、胆矾、硫黄、樟脑、玄明粉、蟾酥、蛞蝓、土鳖虫、阿魏、路路通、柴胡、天仙子、马鞭草、白附子、麻黄、冬葵子、蓖麻油、番泻叶、瓜蒂、藜芦、郁李仁、甘遂、赤芍、全蝎、枳实、红花、五灵脂、苦参、丹皮、生地、玄参、紫草、犀角、茅根、槐花、川乌、草乌、延胡索、细辛等。

中医药是祖国传统文化的瑰宝，博大精深，有着独特的理论体系。中药材的种类繁多，药性复杂，对母体与胎儿都有可能造成影响，如果不是专家辨证开方，切勿乱用药。使用中成药要注意认真阅读药品说明书，如果上面标明孕妇"慎用"或"禁用"，则千万不要服用，用药前需要咨询医生或药师。

武汉大学中南医院药学部：卢云、蒋巧俐、程虹

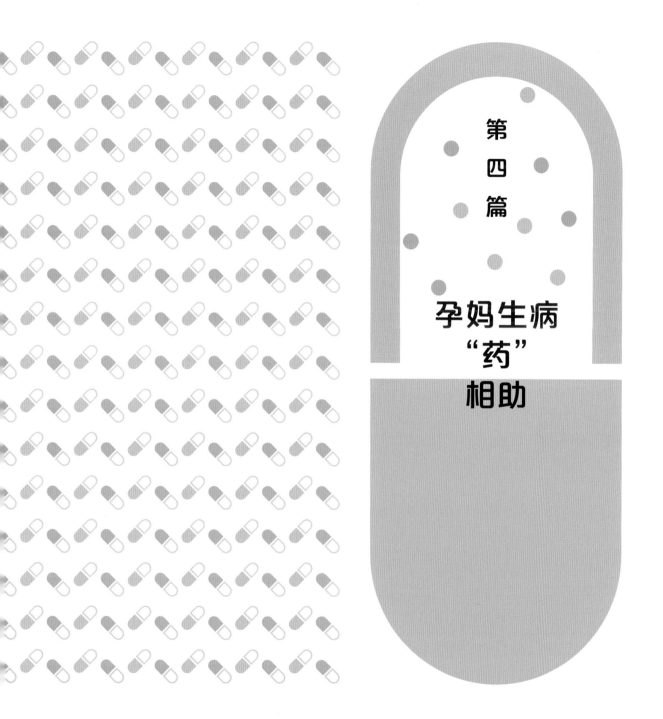

第四篇

孕妈生病
"药"
相助

4.1

高血糖孕妈莫慌张

得知怀孕的消息，每个准妈妈都欣喜万分，但肚子里这个"甜蜜的负担"也会给孕妈的生活带来诸多不便，饮食就是其中最为明显的一个难题。一方面孕妈需要摄入大量丰富的营养，但另一方面过剩的营养又会给孕妈的身体带来负担，首当其冲的就是对血糖的影响。在怀孕中晚期（怀孕12周之后），孕妈的内分泌系统处于十分复杂的状态，身体需要分泌更多的胰岛素。对于一些胰岛功能不佳，胰岛素分泌能力相对不足的孕妈来说，身体就更加不堪重负

了，更容易出现高血糖。别担心，下面就来和孕妈们聊聊孕期"高血糖"的那些事，让"糖妈"宽宽心，不要因为"高血糖"影响心情。

一、孕期高血糖，何时需要开始药物治疗？

在明确怀孕后，孕期的血糖常规筛查非常重要。目前建议所有没有评估过血糖水平的孕妈们在怀孕的第24～28周都要进行75g口服葡萄糖耐量试验（OGTT），就是医生常对孕妈们说的"喝糖水试验"。孕妈们口服葡萄糖耐量试验，空腹血糖应＜5.1mmol/L，1小时血糖应＜10mmol/L，2小时血糖应＜8.5mmol/L，任何一项血糖值达到或超过上述标准就可以诊断为妊娠糖尿病。医生通常会建议确诊为妊娠糖尿病的孕妈们首先进行饮食控制、合理运动并且监测血糖。具体而言就是尽量选择低升糖指数的碳水化合物，并且少量多餐，每日可分5～6餐，同时鼓励孕妈们进行适当的运动，但是每次运动时间以不超过45分钟为宜。1～2周之后，如果孕妈的空腹血糖仍然≥5.3mmol/L，或1小时餐后血糖≥7.8mmol/L、2小时餐后血糖

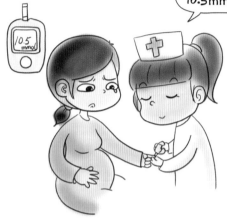

≥6.7mmol/L，尤其是在饮食控制后易出现饥饿性酮症，但增加能量摄入后血糖又超标的孕妈，这个时候就需要及时就诊，与产科和内分泌科医生商量之后使用胰岛素来控制血糖。

二、孕期高血糖使用胰岛素对宝宝有没有伤害？

不仅是孕妈们，其实普通大众对胰岛素也或多或少怀有误解，甚至认为胰岛素一旦打了就"上瘾"，其实正确使用胰岛素完全是无毒无害的。胰岛素是人体胰腺分泌的，唯一能降低血糖的物质。如果把人体的胰岛比喻成一个工厂，胰岛素就像工厂的员工，这些员工是血糖的搬运工，将血糖输送给人体各个组织器官提供能量。在妊娠期，孕妈身体的一些变化，会产生胰岛素抵抗，再加上孕妈们摄入的营养增加，相当于胰岛工厂的工作量大幅度增加，而工厂员工胰岛素产生了怠工行为，工作效率下降，不能及时将血糖输送给人体来供能，在这二者的双重作用下人体就出现了高血糖。这个时候我们就需要请"外援"来帮忙，即需要注

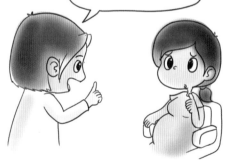

射胰岛素来控制血糖。

孕期高血糖对妈妈的危害有先兆子痫、早产、剖宫产、羊水过多、产后出血、感染等；孕期高血糖对宝宝的危害有呼吸窘迫、黄疸、低钙血症、血细胞增多、新生儿缺血缺氧等。孕期长期高血糖可造成的危害有：妈妈再次怀孕时糖尿病风险增加、代谢综合征及心血管疾病风险增加、2型糖尿病等代谢相关疾病风险增加。因此，"糖妈"一定要注意血糖管理。

胰岛素是目前公认的最为安全的用于治疗妊娠高血糖的药物。包括所有的人胰岛素（短效、中效及预混的人胰岛素）和胰岛素类似物（门冬胰岛素、赖脯胰岛素以及地特胰岛素）。注射入人体的胰岛素作为"外援"，可帮助孕妈们运输体内血糖，保证身体对血糖的正常利用。

俗话说"是药三分毒"，胰岛素就没有一点缺点吗？当然也有。首先是需要皮下注射，的确有些不方便；其次使用不当可能会引起低血糖反应。但是相比于前面提到的那些孕期高血糖导致的风险，为了自己和宝宝的健康，"糖妈"要学会正确使用胰岛素。

三、为什么不能选用口服降糖药来治疗孕期高血糖？

目前市面上的口服降糖药多种多样，比如我们经常听到的二甲双胍、格列美脲等，口服药物携带以及服用都十分方便，有的孕妈可能会产生疑问，口服降糖药种类那么多，难道就没有一种可以用于孕妇吗？

目前权威医疗指南指出：所有口服降糖药均缺乏长期安全性的数据，孕期高血糖首选药物是胰岛素。可能一些孕妈通过网上检索发现有的"糖妈"正在使用二甲双胍，但是这是少数使用胰岛素控制血糖效果不佳，经过医生和"糖妈"充分的沟通和权衡利弊之后的无奈之选，并不适用于所有高血糖的孕妈，所以千万不能以身试险。

四、生完宝宝后还需要注射胰岛素治疗吗？

对于大多数被诊断为妊娠糖尿病的孕妈，血糖水平大多会在产后恢复正常，但是仍需要特别注意的是，在宝宝出生后6周进行常规产后检查时，应再次进行 75g 口服葡萄糖耐量试验来评估机体糖代谢状态，并每年定期复查。鼓励孕期高血糖的妈妈进行母乳喂养，母乳喂养可带走身体热量，进一步帮助血糖恢复。同时妈妈们也要注重生活方式的改变与调整，比如保持健康体重，适当锻炼，可以降低日后糖尿病及相关疾病如心血管疾病的发生。

武汉大学中南医院药学部：鄢欢、程虹

4.2

孕期被查出妊娠高血压怎么办？

怀胎十月，对于孕妈的身体是非常大的负担，部分孕妈妊娠后由于生理上发生的一些变化，会在妊娠≥20 周时出现高血压（收缩压≥140mmHg 和 / 或舒张压≥90mmHg），这种情况被称为妊娠高血压。很多孕妈怀孕之前血压很正常，怀孕早期血压上升也不明显，就没有给予足够的重视，但妊娠高血压是一种十分凶险的疾病，可严重影响母亲和胎儿的健康，需要孕妈们提高对血压监测的重视。妊娠高血压是准妈妈常见的疾病，发病率约为 10%，有时因为症状不是很明显，孕妈们可能一时察觉不到，因此应加强孕期的血压监测，如发现血压波动应及时就诊。

一、妊娠高血压有哪些危害？

1. 高血压对孕妈的危害

第一是水肿，这和健康孕妈的水肿不一样，妊娠高血压患者的水肿更严重一些。第二是产生蛋白尿，孕妈血压持续偏高，就会损害肾脏，发生肾损害后就会出现蛋白尿。第三是头痛，人的大脑内有"疼痛神经"，血压一高，疼痛神经感受到信号，就会产生疼痛的感觉。第四是腹部疼痛，血压一高肝脏也不能幸免，肝脏表面有疼痛感受器，一旦缺血，就会引起疼痛感。第五是抽搐昏迷，这是最严重的情况，目前人们还没有搞清楚这时体内到底发生了什么变化。但一旦出现上述情况，都需要赶紧就医处理！

2. 高血压对胎儿的危害

除了损害孕妈的健康，妊娠高血压对胎儿也会造成风险，可能会导致"胎盘早剥"。胎盘早剥简单来说就是胎盘还没完成自己的使命就擅自提前离岗了。胎儿在妈妈肚子里不会吃，不会呼吸，只有在胎盘的帮助下才能慢慢长大。一旦胎盘突然离职，就会导致宝宝在体内忍饥挨饿，不能健康发育，甚至不能存活。

二、孕妈如何自己来监测血压？

正确的测量各种数据，才能用数据来反映孕妈的身体状况，所以我们首先必须学会正确测量血压。

▲ 购买上臂式血压计，不推荐腕式血压计。

▲ 应在休息 5 分钟后测量血压。

▲ 测量时取坐位，双脚放在地上，双脚不交叉，或者采用背部有支撑的半坐卧位。

▲ 袖带与心脏处于同一水平，手臂放松。

▲ 如果坐位血压不可测量，可采用左侧卧位，在左手臂测量血压，测得血压值同样有效。

血压参考值如下表：

非妊娠人群			妊娠人群		
	收缩压 / mmHg	舒张压 / mmHg		收缩压 / mmHg	舒张压 / mmHg
正常血压	<120	<80	正常血压	<140	<90
血压升高	120~129	<80	轻至中度高血压	140~159	90~109
1 期高血压	130~139	80~89	重度高血压	≥160	≥110
2 期高血压	≥140	≥90			

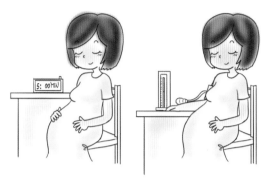

休息五分钟再测血压

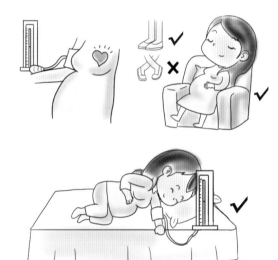

测血压的正确姿势

1. 要保证充足的睡眠。妈妈怀孕了,身体里的激素因为小宝宝的出现就开始兴奋地发生改变,身体里面所有的"零件"工作强度都加大了,所以休息好是关键。

2. 要保持快乐的心情。郁闷时和家人聊聊天,听听美妙的音乐,及时走出心理阴霾。

3. 要定期监测血压。血压异常的孕妈最好买个血压计经常在家测一下,并定期去医院产检。

4. 要注意饮食。不建议严格低钠饮食,应注意液体摄入适量。因为不利于血液循环,所以不建议孕妈长时间卧床休息。对于肥胖的孕妈也不建议限制蛋白和热量的摄入,因为这样不会降低孕期高血压的风险,反而会增加胎儿生长受限的风险。

5. 要通过持续的适度运动来控制血压。虽然目前并不知道适度运动对控制妊娠期血压是否有效,但俗话说得好,生命在于运动,孕期适量运动有益而无害。

对于调整生活习惯和饮食仍不能控制的重症高血压,可能就需要服用药物治疗了。治疗重度高血压可以降低孕妈脑出血的风险，但对于轻至中度高血压，还不太清楚整个妊娠期相对较短时间的治疗对孕妈的益处。此外，过度降低母亲血压会减少胎盘血流灌注，因此过度降压也是不可取的，而且不必要的药物治疗可能对胎儿有影响。所以孕妈如果出现高血压切不可自行在家服用降压药，需前往医院听从医生和药师的建议。

四、妊娠高血压用药有哪些注意事项？

很多孕妈一听到药物治疗就开始害怕，担心药物会对胎儿有害，但如果病情严重到需要治疗，用药是利大于弊的。孕妈们千万不要因为担心药物对宝宝有害而不听医生的话。下表中列出了常见的降压药，以及其对孕妈的安全级别和使用注意事项，供孕妈们参考。

药物	安全级别	注意事项
甲基多巴	没有证据表明药物对胎儿有危害，孕妇必须在医生的指导下使用	常见不良反应为镇静催眠，故服用期间不要开车以及操作机械，需要监测的不良反应为肝毒性，尤其是在最初使用的 6～12 周内；如果需要加大剂量来提高降压效果，最好是晚上增加用量，这样可以减少甲基多巴的镇静作用所产生的不良影响
氢氯噻嗪		可能引起尿酸和血糖升高
拉贝洛尔		首次使用及剂量增加时要注意体位性低血压（站立时血压偏低），为减少体位性低血压，可饭后服用，以减少吸收速度。拉贝洛尔有潜在的加重支气管痉挛的风险，如有哮喘等肺部慢性疾病的孕妈应告知医生。本药为最常用的妊娠期降压药
美托洛尔	安全性并没有得到明确证实，必须在医生充分权衡利弊后，在医生的指导下谨慎使用	有潜在的加重支气管痉挛的风险，如有哮喘等肺部慢性疾病的孕妈应告知医生。本药为拉贝洛尔的替代药物
硝苯地平		禁止硝苯地平舌下含服，因为易引起血压急剧下降，导致低血压的风险。服用后可能出现脚踝水肿
氨氯地平 / 维拉帕米 / 地尔硫䓬		为硝苯地平替代药物，服用后可能出现脚踝水肿
可乐定		服用后可能出现低血压，突然停药血压会出现反弹
螺内酯		
沙坦类（如厄贝沙坦）或普利类（如卡托普利）	有证据表明药物对胎儿有危害，避免在妊娠期间使用	

甲基多巴、拉贝洛尔和硝苯地平是目前专家比较推荐的用于妊娠高血压的药物，当这些药物因一些原因不能使用时，医生会根据孕妈的病情选用可替代的药物。甲基多巴和拉贝洛尔每天可以服用2～3次，硝苯地平缓释片为每天服用1次，通常一天服用1次的降压药物选择早晨服用降压效果较好。目前没有证据证明妊娠高血压应首选哪个药物，要根据药物的不良反应，患者是否存在禁忌证，以及医生对药物和患者的熟悉和经验来选择。

江苏省人民医院药学部：刘小华、郭苗

4.3

孕期阴道出血怎么办?

怀孕是一个正常的生理过程，但在孕期可能出现一些异常情况，准妈妈们最担心的事情就是不明原因的出血。对此孕妈们往往手足无措，不知道该如何解决。其实孕期出血是一种常见的现象，在孕期的各个阶段都可能发生，只要弄清楚出血的原因，找出相应的对策，出血也并不是件可怕的事情。孕期出血的时间不同，出血的原因也不同，有些情况不必太过担心，只要认真对待积极处理，对腹中的胎儿是没有危险的，但有些情况却应该及时就医。

怀孕分为三个阶段，即孕早期、孕中期和孕晚期，三个时期阴道出血的原因和临床意义都不一样，相对应地也有不同的处理方法。

1. 孕早期出血

约有 20% ～ 40% 的孕妈会发生孕早期（0～13^{+6} 周）阴道出血。出血时，血量可多可少、可间歇出血也可持续出血、可无痛也可有痛。孕早期出血的 4 个主要原因是：与妊娠有关的着床出血、宫外孕、自然流产或先兆流产。

（1）**生理性出血或着床出血：**一般在受精后 10~14 日（即正常应该出现月经但没有出现的时候）出现少量出血或点滴出血，与受精卵在子宫着床有关，一般适当休息第二日即可消失，无须干预。

（2）**宫外孕：**宫外孕是指发生于子宫之外的妊娠，即便胚胎长大，也无法长成胎儿。随着胚胎的增大，它可引起疼痛和出血，甚至可威胁生命。宫外孕虽然发生率只有 2%，却是孕早期出血最严重的病因，所以孕妈出血应该积极排查

宫外孕这一可能原因。

宫外孕的出血可能为大量或少量，甚至只是点滴出血或褐色印迹，一般伴有下腹疼痛。一旦确诊为宫外孕，应立即终止妊娠。常用的终止宫外孕的药物是甲氨蝶呤，一般通过肌内注射，在治疗过程中，需要复查血 hCG（人绒毛膜促性腺激素），以确认治疗有效。对于不适合药物治疗的情况，医生会给予手术治疗终止妊娠。

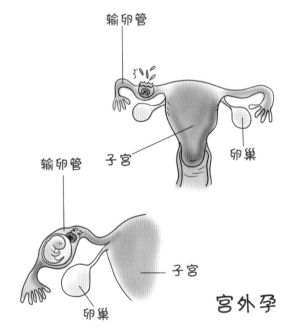

（3）**自然流产**：自然流产相关的出血，范围从少量点滴出血到大量阴道出血。自然流产导致的阴道出血可能伴有排出胎儿组织，通常为固体物质或者难闻的稠厚液体，排出胎儿组织时通常伴有严重绞痛。目前无法停止已经开始的自然流产，如果已经发生了自然流产，胎儿和子宫多余的液体需要从体内清除。有的情况机体可以自行清除，孕妈只需静静等待，但是有的情况下需要借助药物或者手术以清除怀孕所残留的子宫内容物。常用的清宫药物是米非司酮和米索前列醇，发生自然流产的孕妈应前往医院，在医生或者药师的指导下使用这些药物，不可自行盲目使用。

（4）**先兆流产**：先兆流产是指发生阴道出血而孕期并未真正结束。大多数时候，出血会自行停止，怀孕会正常继续。但是有时候，先兆流产会发展为自然流产。许多先兆流产的孕妈在检测到孕酮（即黄体酮）水平偏低后会补充孕激素（如黄体酮、地屈孕酮等）来进行保胎治疗。实际上这是将流产和孕酮的因果关系弄反了，流产并不是因为孕酮水平低引起的，而是因为胚胎质量较差而引起了流产，质量较差的胚胎分泌孕酮

的水平较低，而额外补充孕酮并不能改善胚胎质量。大规模的临床研究证明，对孕妈常规补充孕酮是不能降低流产率的。而且很遗憾的是，目前没有确证的治疗先兆流产的方法。其他用于先兆流产的药物，包括 hCG（人绒毛膜促性腺激素）、松弛子宫肌的药物（如利托君、硫酸镁等）、维生素 E 和中草药，高质量的临床证据并未发现确切的疗效，所以不推荐使用这些药物。当出现先兆流产症状时，若阴道流血停止且胎儿存活，则可继续妊娠，一般会推荐卧床休息，避免提举重物，避免性行为；若病情不断进展，无法挽回，则应及时终止妊娠，尽可能使胚胎和胎盘组织完全排出，减少并发症风险。

2. 妊娠中晚期出血

中期妊娠和晚期妊娠一般较少发生阴道出血。在这些时间段出血的主要原因是：与临产有关的出血（分娩信号）、前置胎盘和胎盘早剥。

（1）**分娩信号**：孕晚期阴道出血可能是即将分娩的信号。临产发动前，大多数孕妇，特别是初产妇，会出现少许阴道流血，多为暗红色，通常称之为"见红"，这是临产前比较可靠的症状。

（2）前置胎盘：对于任何在妊娠后半期出血的孕妈都应怀疑前置胎盘。前置胎盘是指妊娠 28 周后，胎盘仍覆盖宫颈内口。前置胎盘最常见的症状是相对无痛性阴道出血，随着孕周的增加，出血可反复发生，出血量也会越来越多。医生可能会通过静脉输注液体来维持血流和血压尽可能正常，对于出血很多的情况还可能会补充铁剂或进行输血治疗，常见的口服铁剂有琥珀酸亚铁、硫酸亚铁和蔗糖铁。其他可能使用的药物包括抑制子宫收缩的药物如利托君、硫酸镁等以尽可能延长孕周，提高胎儿存活率；糖皮质激素如倍他米松、地塞米松等可促进胎儿

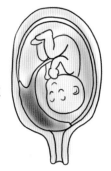

胎盘

子宫头

正常胎盘

胎盘前置

肺成熟以适应出生后的状况。如果大量出血甚至休克，为挽救孕妈生命，一般会进行紧急剖宫产终止妊娠。

（3）胎盘早剥：是指妊娠 20 周后，正常位置的胎盘在胎儿娩出前提前剥离。胎盘早剥引起的阴道出血往往较多，其他症状还有腹痛、腰背痛、子宫紧缩等。但需要注意的是胎盘早剥引起的出血程度往往和腹痛程度并不一致。如果出血较少，孕妇和胎儿状况都比较良好，一般选择保守治疗；如果孕妈出血较多，胎儿有缺氧表现且胎心异常，就需要进行剖宫产术，提前终止妊娠。

血液

胎盘早剥

二、怎样预防孕期阴道出血？

拒绝剧烈运动，不要做过重的体力劳动；戒烟、戒酒，尼古丁和酒精等物质都会对胎儿造成不良影响；不穿高跟鞋，以避免摔倒和腰背部疼痛；不喝茶、咖啡等，咖啡因会造成孕妇心跳加速，肾血流量增加，不利于胎儿健康发育；远离辐射、有污染的环境；怀孕的 3 个月内禁止性生活，性生活时腹部受到挤压，宫颈受到刺激易引起出血；不接触宠物以避免寄生虫感染；选用适合孕妈的化妆品、护肤品等。

三、当孕妈阴道出血就诊时应当告诉医生什么？

医生会根据您提供的以下信息，结合您的症状、妇科检查、血液中的某些检查指标和超声检查等影像学检查结果来帮助判断出血的原因：

- 怀孕的时间。
- 在此之前是否发生过阴道出血情况。
- 什么时间开始出血的。
- 断续出血还是持续出血。
- 出血量有多少。
- 出血颜色。
- 出血是否有特殊气味。
- 是否有宫缩。
- 是否有疼痛。
- 是否感觉虚弱或者疲劳。
- 是否感觉头晕或者晕厥。
- 是否有恶心、呕吐或者腹泻。
- 是否发热。
- 是否有过外伤或者跌倒。
- 是否有过体力活动。
- 是否近期有额外压力。
- 最近一次性生活是什么时候，结束后是否有出血。
- 血型是什么。如果是 Rh 阴性，则需要 Rho 免疫球蛋白治疗，预防并发症。
- 除了出血是否还有其他的排出物。如果有，应收集起来一同带给医生。

很多女性在妊娠期都有过出血的现象，绝大部分都生下了健康的宝宝，因此孕期出血不要惊慌，要积极寻找可能的原因，根据出血原因采取相应的治疗措施。最好尽早去医院做个检查，在医生的指导下接受及时的治疗，防止病情延误，孕妈切不可自行盲目用药。

武汉大学中南医院药学部：张觅、程虹
江苏省人民医院药学部：李想

4.4

关于"消炎药"孕妈要知道的事

这里存在一个误区，我们平时说的"消炎药"在医学上指的是"解热镇痛药"，是一类具有解热、镇痛，多数还有抗炎、抗风湿作用的药物，它们是针对无菌性炎症的对症药物。其实我们平时所熟知的头孢、青霉素等"消炎药"，严格意义上是指我们发生细菌感染时服用的"抗菌药物"。炎症是一个大的概念，它包括了微生物、理化因子、过敏等原因导致的病理变化，感染只是炎症中的一种类型，它是由生物病原体侵入人体导致的。大家常说的"抗生素"是微生物（细菌、真菌、放线菌等）的代谢产物，在较低浓度时可抑制或杀灭其他病原微生物。抗菌药物是比抗生素更广的概念，包括天然抗生素、半合成抗生素和纯人工合成的抗菌药。孕妈在孕期如果遇到感染，需要在医生和药师的指导下，选用安全的抗菌药物，避免药物可能产生的不良反应。

一、孕期易发生的感染有哪些？

1. 口腔感染

俗话说，牙痛不是病，痛起来真要命。妊娠期雌激素水平增高，可加重牙龈局部炎症反应，而且激素水平升高还有利于细菌繁殖，在这双重作用下增加了孕妈发生口腔炎症的概率。孕妈牙疼会影响睡眠质量、孕期心情，甚至对腹中胎儿的发育有不利影响。如果孕妈牙疼难忍或越来越严重，一定要及时就医，在医生的指导下使用相关的抗感染和对症治疗的药物。

由于口腔内最常见的细菌是厌氧菌，所以通常使用甲硝唑进行治疗。因为局部用药对胎儿影响较小，所以可先选择使用甲硝唑含漱液，如果局部用药不能改善牙疼，医生往往会给予甲硝唑口服用药。研究表明孕期使用甲硝唑并无增加胎儿畸形的风险，孕期 3 个月之后的孕妈一般可以放心使用。要注意替硝唑、奥硝唑孕期应慎用。

2. 呼吸系统感染

感冒的后期如果出现黄痰、咳嗽加重的症状，往往有可能是继发细菌感染。判断自身是否是细菌性的呼吸道感染，应及时就医，让医生提供准确专业的诊断。如果确诊是细菌性感染，应尽早准确地使用抗菌药物，尽快使孕妈恢复健康，避免感染加重对胎儿的影响。

这时候，我们熟知的"头孢""青霉素"类药物该上场了。青霉素类和头孢菌素类药物总体安全性是很好的，一般不会导致胎儿畸形，使用多年也得到了临床的验证，是孕期抗感染的首选药物。因为它们的品种很多，具体使用哪一种要听专业医生的建议。

如果孕妈对青霉素类及头孢菌素类药物相关品种过敏时，根据病情需要，在医生指导下使用林可霉素和克林霉素也是相对安全的，它们对于常见的一些感染病原菌有较好的疗效。其次，以红霉素、阿奇霉素、罗红霉素等为代表的大环内酯类药物，总体来讲安全性也不错，如果要用，首选红霉素，次选阿奇霉素。孕妈最好不要用依托红霉素，因为其对肝脏的影响在妊娠后期尤为明显。

3. 消化道感染

为了保证胎儿的营养，孕妈在妊娠期间一般都很重视饮食，但若拉肚子了怎么办？可以像往常一样吃点诺氟沙星（氟哌酸）吗？这里要特别提醒孕妈们：吡哌酸、诺氟沙星、环丙沙星、（左）氧氟沙星、莫西沙星、司帕沙星等，这些都属于喹诺酮类抗

菌药物，它们对骨和软骨有很强的亲和力，会影响胎儿软骨发育，所以孕期禁用。如果出现拉肚子的情况，"蒙脱石散"是比较安全的选择，它不是抗菌药物，但对消化道内的病毒、细菌及其产生的毒素有固定、抑制作用，孕妇可安全服用。

4. 泌尿道感染

妊娠期由于生理性解剖结构和激素水平的变化，孕妈免疫相对低下，致病菌容易乘虚而入。大部分的妊娠期尿路感染容易治疗，不会影响妊娠结局。但一些急性肾盂肾炎导致的并发症可能会威胁母体和胎儿的安全。若孕妈既往有尿路感染史，孕期出现尿频、尿急、尿痛、腹痛等，应及时就医。如

口腔感染：甲硝唑

呼吸道感染：
首选青霉素类、头孢类

消化道感染：蒙脱石散（非抗菌药物）

生殖系统感染：细菌、滴虫（甲硝唑）；念珠菌（克霉唑）

尿路感染：
首选青霉素类、头孢类

孕期各部位感染的可用药物

果确诊为尿路感染，若症状较轻，医生一般会开具抗菌药物口服 7 天；若有全身症状，会使用静脉用抗菌药物。头孢菌素类和青霉素类药物依旧是这类感染的首选药物，孕妈可放心使用。

5. 生殖系统感染

母体阴道感染往往会传播给胎儿，因此阴道感染的治疗也很重要。孕期有症状的细菌性阴道病和滴虫感染均可选用甲硝唑口服治疗。梅毒用青霉素治疗 2 个疗程，可以阻断其对胎儿的传播。有念珠菌（俗称"霉菌"）感染可用克霉唑，孕期治疗以大剂量短程阴道内用药为宜，如克霉唑 1500mg/ 片，阴道内放置一次。出现生殖系统感染症状，孕妈需要在医生或药师的专业指导下用药，切勿自行诊断与用药。

二、妊娠期可选用的抗菌药物有哪些？

妊娠是特殊的生理阶段，如果需要使用抗菌药物，一定要在医生的指导下严格遵照医嘱使用。下表摘自《临床药物治疗学·感染性疾病》，供孕妈在使用抗菌药物前参考，具体使用哪种药物需要医生结合具体情况权衡选择。

早期避免使用	后期避免使用	全过程避免使用	权衡利弊后谨慎使用	全过程可使用
甲氧苄啶	磺胺类	四环素	氨基糖苷类*	青霉素类
甲硝唑	氯霉素	红霉素酯化物	异烟肼*	头孢菌素类
乙胺嘧啶		氨基糖苷类	氟胞嘧啶	其他 β-
利福平		喹诺酮类	氟康唑	内酰胺类
金刚烷胺		（去甲）万古	（去甲）万古	大环内酯类
		霉素	霉素*	（除外酯化
		异烟肼		物和克拉霉
		磺胺类＋甲氧		素）
		苄啶		磷霉素
		呋喃妥因		

*虽在妊娠全过程避免选用，但有明确指征时，可权衡利弊使用。

孕妈遇到感染时，切勿自作主张，应及时就医。医生会根据病原体检查与病情严重程度，选择合适的药物。使用抗菌药物进行治疗时，医生会考虑药物对母体和胎儿两方面的影响，所使用的药物会尽可能在不影响胎儿正常生长发育的前提下缓解母体疾病。因此，孕妈应积极配合并及时反馈疗效，确保用药安全。

上海交通大学医学院附属新华医院药学部：周佳、徐阿晶

江苏省人民医院药学部：王涵

4.5

孕妈感冒了该怎么办，硬抗还是吃药？

感冒是日常生活中较为常见的疾病，感冒一般会出现头晕、体乏、咳嗽、鼻塞、流涕等症状，对于一般人来讲，多注意休息，吃点感冒药，5～7天便可痊愈。孕妈在孕期由于抵抗力下降，容易受到感冒侵袭，那如果感冒了该怎么办？很多人认为孕期用药稍不当就可能导致胎儿畸形，需要非常小心慎重，于是很多孕妈在感冒后，都很忌讳用药，即便感冒已经比较严重了，也是宁愿拖着都不肯用药治疗。但感冒后硬扛是有弊端的，因为它可能致使病情加重，导致错失最佳的治疗时机。那么孕妈们

感冒了，哪些情况需要进行药物治疗？可以选择哪些抗感冒药呢？

一、怎么区分普通型感冒和流行性感冒？

感冒俗称"伤风"，是一种常见的急性上呼吸道病毒性感染性疾病，可分为普通型感冒和流行性感冒两种，其主要区别见下表。

	普通型感冒	流行性感冒
致病原	鼻病毒、呼吸道病毒、副流感病毒等	流感病毒
特点	大多分散发生，冬、春季节多发，但不会出现大流行	冬季高发，主要原因为气温降低、气候干燥和室内通风不良。会出现大流行
症状	打喷嚏、鼻塞、流涕、咳嗽，同时伴或不伴咽痛、低热、轻度畏寒或头痛	发病急，全身症状较重，高热、头痛、无力、全身酸痛症状明显，体温可高达39～40℃
病愈时长	一般5～7天可痊愈	无并发症者可自行恢复，多于发病3～4天后发热逐渐消退，全身症状好转，但咳嗽、体力恢复常需较长时间

二、如果感冒了，孕妈该怎么做？

孕妈得了感冒，如何治疗需要分情况区别

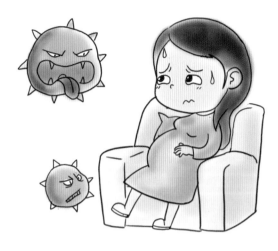

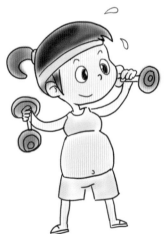

良好的生活习惯可以提高免
疫力轻度感冒不需要吃药

对待。如果感冒症状比较轻，只有轻微的咽痛、流涕、咳嗽等症状可以不使用药物治疗，可通过多饮水、多休息等方式来缓解感冒症状。因为自身的免疫功能足以清除入侵的病毒，一般无须特殊处理，5～7天即可痊愈。感冒后一定要注意睡眠，因为人体免疫系统在睡眠时会发挥巨大的作用，保持良好的作息，可以缩短感冒的时间，减轻不适的症状。其次，孕妈可以多喝温开水，加快身体代谢，排出体内的毒素。此外，还应保持室内勤通风，保证所在环境卫生，这样可以预防感冒反复发作或者传染给家人，还能够缓解鼻塞，避免继发细菌感染。最后，孕妈还需加强营养摄入、适量补充一些微量元素。感冒后宜吃清淡稀软、易于消化的食物，少食多餐，多吃富含维生素的水果和蔬菜，如苹果、梨、菠萝、丝瓜、冬瓜等，通过食疗的方式来缓解感冒症状。

但是如果打喷嚏、鼻塞和流鼻涕的症状比较严重，或已经引起持续高烧（≥38.5℃），就要警惕是否是感冒症状加重或有流感的可能，这时需要立刻就医，按照医生的要求使用恰当的药物，避免因持续的高热对胎儿造成危害。

1. 针对病因治疗，抗病毒的药物有哪些？

感冒是由病毒引起的，普通型感冒靠我们自身的免疫力即可痊愈，无须使用抗病毒药物。而且，目前也没有针对普通型感冒的抗病毒药物。

针对流行性感冒（简称流感），奥司他韦或扎那米韦是有效的抗病毒药物。在流感的早期尤其是发病 48 小时之内使用，能显著降低流感可能带来的不良并发症，并缩短流感患者症状的持续时间和减轻严重程度。目前尚无研究显示奥司他韦和扎那米韦对胎儿有不良的影响，因此如果孕妈不慎中招，可以放心使用。

2. 进行对症治疗，缓解症状的药物有哪些？

如果孕妈有轻中度发热，体温不超过 38℃，一般不需使用退烧药。可通过温水擦浴、冷毛巾湿敷等物理方法降温。如体温超过 38.5℃且物理降温效果不明显，或发热导致患者有明显不适，应选用适当的退烧药进行治疗。

因为孕妈的体温达到 38.5～39.5℃时，可能会导致胎儿神经管畸形、发育异常和先天性心脏病等，使用退烧药来降低孕妈的体温可以降低导致畸形的风险。在退烧药中，对乙酰氨基酚的不良反应较小，孕妈可以在医生或药师的指导下放心服用。

一般不推荐孕妈使用止咳化痰药。孕期避免使用阿司匹林、双氯芬酸、布洛芬等。怀孕 3 个月内禁用愈创甘油醚和右美沙芬。哺乳期避免使用苯海拉明、马来酸氯苯那敏和金刚烷胺等。

这里需要提醒孕妈注意的是各类复方感冒制剂、复方止咳化痰药以及中药，由于成分复杂，均应尽量避免使用，或在使用之前详细咨询医生或药师各组分对胎儿是否有影响。

3. 是否需要使用抗菌药物？

平时人们呼吸系统感染常使用的头孢类和青霉素类"消炎药"，其实都是抗菌药物，它们可以杀灭或抑制细菌，但对病毒引起的普通感冒和流感无效。因此，**无论是普通感冒还是流感，抗菌药物的使用都不属于常规治疗的药物。**不适当地使用抗菌药物不仅不会缓解病情，还会增加细菌耐药和药物不良反应的风险。当然感冒有继发细菌感染的可能，这个时候是可以使用抗菌药物的，具体的抗菌药物使用可以参考"4.4 关于'消炎药'孕妈要知道的事"。如果孕妈们不能判断自己是否是继发了细菌感染，应及时就医，在医生的指导下安全用药。

对于孕妈来说，最好的策略就是保护好自己不要感冒，穿着合适的衣物，尽量少去空气不流通、人流量特别大的地方，远离感冒的人，多休息，多喝水，多补充营养。此外，接种流感疫苗是预防流感最有效的手段。体质较弱的孕妈，可以选择在怀孕 12 周后接种流感疫苗，降低孕期患流感的概率和发生严重并发症的风险。总之，孕妈们要保持一个良好的心态，尽量避免感冒；就算感冒，也要避免不必要的焦虑，积极应对；有症状加重或其他情况及时就医，并谨遵医嘱，配合医生和药师合理用药，尽快恢复健康体魄，迎接小宝宝的到来。

武汉大学中南医院药学部：汪辰龙、蒋巧俐

江苏省人民医院药学部：王涵

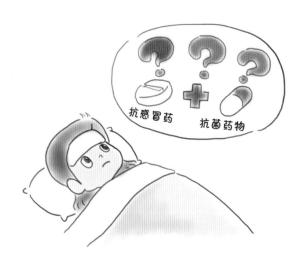

4.6

哮喘孕妈怎样度过妊娠期?

哮喘分为慢性哮喘期和哮喘急性发作期,哮喘的反复发作对妊娠可产生不良影响,对胎儿可能会导致早产、发育不良等,对孕妈可引起妊娠高血压、难产等,严重者甚至会对母亲和胎儿的生命构成威胁。这些不良影响与哮喘发作的严重程度有关,在严密地观察和有效地治疗下,如果哮喘可以得到良好的控制,那么这些不良影响发生的可能性将会明显降低。因此,为了有效控制哮喘,有哮喘的孕妈有必要在妊娠期间积极主动地进行治疗。

一、哮喘孕妈平时生活中的注意事项有哪些?

孕妈在生活中需注意保暖,避免受凉;避免接触已知过敏物质,避免接触花粉、尘螨、动物皮毛、刺激性气体以及香水等化妆品;被褥、毛毯、衣服等要经常晒太阳,除螨杀菌;适量运动增强抵抗力。做到以上这几点能够尽量避免诱发或加重孕妈哮喘,同时建议孕妈采取简便的方式对自身哮喘的控制情况进行记录,包括现有药物治疗方案、咳嗽咳痰及胸闷气喘的具体情况等,做好哮喘日记及自我管理。

二、妊娠期间的哮喘,孕妈该如何用药,用药注意事项有哪些?

1. 孕妈慢性哮喘期该如何处理?

孕妈慢性哮喘治疗的目的在于避免哮喘急性发作,包括日常生活中预防感冒,适当活动增强抵抗力,定期去医院复诊等。应做好关于哮喘的控制评估调查,帮助医生依据孕妈的具体情况来调整用药,确保孕妈的哮喘可以控制好,减少哮喘的急性发作。

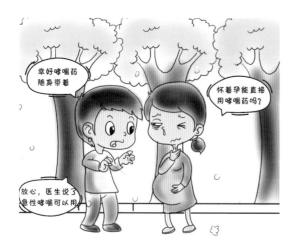

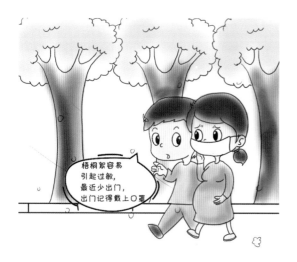

2. 孕妈哮喘急性发作该如何处理?

当有哮喘的孕妈出现喘息、胸闷、咳嗽咳痰等症状或症状加重时，需要明确是否是哮喘急性发作以及是否需要进行解救治疗，再根据症状缓解情况决定是否需要去医院。当哮喘急性发作时，如身边有急性解救的药物可直接进行自我治疗；如身边没有急性解救的药物时，需要立刻去就近的医院寻求医生的帮助。建议有哮喘的孕妈随身携带哮喘急性发作的解救药物，并学会正确的使用方法以备不时之需。

医生会充分权衡利弊，谨慎选择对孕妈和胎儿相对安全的药物，孕妈也要配合医生进行治疗。常用来治疗哮喘的有吸入性糖皮质激素、吸入性短效 β_2 受体激动剂和白三烯受体拮抗剂等，下表中列出了它们的名称和安全性信息。

药物名称	安全性	使用建议
布地奈德 特布他林 孟鲁司特	没有证据表明药物对胎儿有危害	孕妇必须在医生的指导下使用

使用布地奈德及特布他林进行吸入性治疗时，孕妈需严格遵从医嘱进行给药，急性发作

时的解救治疗如症状不能缓解可多次给药，如一直不能缓解则不建议一直持续给药，需及时就近去医院就诊。不同吸入治疗的解救药物，其使用方式是有差异的，建议孕妈熟练掌握选用药物的使用方式，同时在使用后一定要用清水漱口，并将水吐出。

孟鲁司特是口服给药，一天1次，一般在晚上睡前服用，使用孟鲁司特的孕妈应严格遵从用法用量和疗程用药。

3. 孕妈哮喘好转了是不是就可以不用药了？

对于长期用药控制哮喘的孕妈，即使哮喘未发作，也不能随便自己调整用药甚至停药，一定要在医生指导下进行调整，并按时去门诊随访，确保整个孕期病情持续平稳控制。

孕妈的哮喘治疗有赖于医生、药师和患者共同配合。一般来说，孕妈的哮喘治疗与未怀孕时的常规治疗类似，大部分治疗哮喘的药物安全性都是很高的，极少证据表明这些药物会增加导致胎儿不良影响的风险。孕期哮喘总的原则是预防哮喘发作，及时缓解胸闷、气喘等

症状，纠正孕妈及胎儿的缺氧状态。同时孕妈应严格遵从医嘱按时按量地用药以确保哮喘得到有效控制。

上海交通大学医学院附属新华医院药学部：周佳、徐阿晶

江苏省人民医院药学部：余敏

4.7

乙肝夫妇如何孕育健康宝宝？

在我国，乙肝的发病率比较高，对于准备做父母的人来说，都希望自己将来可以生下一个健康的宝宝，乙肝患者也不例外。因为乙肝可以通过母婴传播，影响到下一代，所以怀孕或准备怀孕时，有乙肝的患者都会有这样那样的担忧，那么乙肝夫妇能不能生一个健康的宝宝呢？乙肝患者如果要怀孕，需要注意点什么呢？

一、"大三阳"和"小三阳"是怎么回事？

乙肝是由于感染乙型肝炎病毒（HBV）引起的，是一种传染性疾病。检查乙肝一般要查"两对半"，也叫乙肝五项，包括：①乙肝表面抗原（HBsAg）、②乙肝表面抗体（HBsAb）、③e抗原（HBeAg）、④e抗体（HBeAb）、⑤核心抗体（HBcAb）。如果第①、③、⑤项呈阳性(+)者称为乙肝大三阳；第①、④、⑤项呈阳性(+)者称为乙肝小三阳；如果五项均为阴性表明没有感染乙肝也没有抗体产生；如果第2项阳性其他阴性表明体内有乙肝抗体，一般不用担心感染乙肝，这是打完乙肝疫苗产生保护性免疫的常见两对半结果。

如果两对半结果是大三阳或小三阳，应再检查肝功能。如果肝功能正常（各项指标均在正常范围内，主要是谷丙转氨酶正常），称为乙肝病毒携带者，如果肝功能不正常，则称为乙肝患者。一般来说乙肝病毒携带者不需要治疗，定期复查注意规律饮食作息等即可，乙肝患者则必须要治疗。

母婴传播是乙肝病毒传播的一种重要方式。父亲也可能通过精子、日常亲密接触和孕期性生活将乙肝传染给宝宝。乙肝夫妇想要孕育健康宝宝，必须在医生的帮助下通过全家人共同努力才能实现。

① HBsAg 表面抗原	② HBsAb 表面抗体	③ HBeAg e抗原	④ HBeAb e抗体	⑤ HBcAb 核心抗体	俗称	临床意义
−	−	−	−	−	全阴	过去和现在未感染过乙肝病毒
−	+	−	−	−	2阳性	1. 既往感染过。 2. 注射过疫苗产生免疫。 3. 假阳性
+	−	+	−	+	大三阳	急性或慢性乙肝感染，提示乙肝病毒复制，传染性强
+	−	−	+	+	小三阳	1. 急性乙肝感染趋向恢复。 2. 慢性乙肝表面抗原携带者。 3. 传染性相对弱
−	−	−	−	+	5阳性	过去感染过乙肝病毒，未能检测出乙肝表面抗体
−	+	−	−	+	2、5阳性	1. 既往感染过，产生免疫。 2. 乙肝病毒感染，恢复期
+	−	−	−	+	1、5阳性	1. 急性乙肝感染。 2. 慢性乙肝表面抗原携带者。 3. 传染性相对弱
−	+	−	+	+	2、4、5阳性	1. 既往感染过。 2. 产生免疫

二、治疗乙肝的抗病毒药物有哪些？孕妇可以用吗？

右表中列出了常用的治疗乙肝的药物以及对孕妇使用这些药物的建议。患有乙肝的女性在备孕、怀孕期间以及产后，采用怎样的药物治疗方案，都必须谨遵医嘱。在医生的帮助下，合理治疗乙肝的同时，保证胎儿的安全，并防止乙肝传染给宝宝。

药物类型	药物名称	使用建议
干扰素	干扰素−α 聚乙二醇干扰素−α	备孕女性及孕妇禁止使用
核苷类	阿德福韦酯 恩替卡韦 拉米夫定 替比夫定	孕妇应在医生充分权衡利弊后，在医生的指导下谨慎使用
	替诺福韦酯 丙酚替诺福韦	孕妇必须在医生的指导下使用

三、患有乙肝的夫妇准备怀孕，用药时应注意什么？

新婚夫妇应在婚前进行乙肝检查，无论男女任何一方患有乙肝，都应进行积极治疗。

如果在正规医院检查，发现肝功能正常，乙肝病毒 DNA（HBV-DNA）检测结果病毒载量小，没有达到抗病毒治疗的标准，医生通常不会采取抗病毒治疗。这样的女性可以正常备孕，只要定期复查肝功能和进行乙肝病毒 DNA（HBV-DNA）检测就可以了。

如果在正规医院检查，肝功能异常，有大三阳或者乙肝病毒 DNA 检测结果显示病毒载量大，可以先在医生的指导下进行药物治疗，待情况稳定后再备孕。需要特别注意的是，如果是使用干扰素治疗的，不论是男性还是女性，治疗期间应采取可靠的避孕措施，治疗结束后6 个月才能开始备孕。

四、患有乙肝的女性，使用抗病毒药物期间意外怀孕，应怎么处理？

常见的情况有以下三种：

1. 如果在使用干扰素期间意外怀孕，医生通常会告知留下这个孩子的风险会比较大，并建议终止妊娠。

2. 如果正在服用的是阿德福韦酯、恩替卡韦、拉米夫定等，双方充分权衡利弊后，选择不终止妊娠，医生通常会建议更换使用替比夫定、替诺福韦酯、丙酚替诺福韦等继续治疗。

3. 如果正在服用的是替诺福韦酯、丙酚替诺福韦、替比夫定一类的药物，医生通常会建议继续妊娠，不用停药。

不管哪种情况，患有乙肝的女性，使用抗病毒药物期间意外怀孕，应立即就医，并充分和医生说明在意外怀孕时正在使用的治疗方案，由医生充分权衡利弊，说明风险，商议是否生下这个孩子，是否继续用药，或是否需要更改治疗方案。

五、患有乙肝的女性，怀孕期间，用药时应注意什么？

根据孕妈的病情，必须由医生决定如何用药。怀孕期间是禁止使用干扰素的。除干扰素

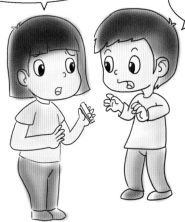

好像怀了。我的乙肝还在治疗中，刚打了干扰素。

之前医生说干扰素治疗期间应该避孕。接下来该怎么办？快去问问医生。

外的药物，是否停用，是否更换其他药物，应该谨遵医嘱。

六、患有乙肝的女性，产后应怎样用药？

怀孕前或怀孕期间服用抗病毒药物的乙肝孕妈，产后通常应继续抗病毒治疗，并根据疾病具体的进展情况，由医生决定需要继续原治疗方案，还是换用其他药物治疗方案。

成为新手妈妈的女性，还必须向医生确认，使用药物期间应如何哺乳，防止药物在哺乳过程中对宝宝的身体产生危害。

七、如何有效防止乙肝传染给宝宝？

▲ 怀孕前进行乙肝检查，无论男女任何一方患有乙肝，都应进行积极治疗，待病情稳定，再开始备孕。

▲ 怀孕期间要定时去医院检查。检查的项目包括肝功能、血常规、B超等，及时了解肝脏变化情况。如果肝功能出现明显异常，应该经产科和传染科大夫共同会诊后，决定是否可以继续妊娠。

▲ 注意调整饮食结构。乙肝孕妈应该少食精米精面，多吃粗粮；多食新鲜蔬菜、水果、豆制品、花生、香菇、木耳、牛奶、鲜鱼、鸡蛋等。

▲ 需要注意的是，在怀孕期间不要在没有医生的指导下自行服用各种保健营养补品，以防其中掺杂有害物质。

▲ 最后，也是最重要的保护措施，是在医生的指导下，在新生儿出生后尽快注射乙肝免疫球蛋白，以及注射乙型肝炎疫苗进行联合免疫，预防新生儿乙肝病毒的母婴传播。

上海交通大学医学院附属新华医院药学部：徐阿晶

江苏省人民医院药学部：魏梦琳、魏继福

4.8

了解妊娠期甲状腺疾病，让孕妈、宝宝更安全

孕妈在整个孕期中要进行大大小小非常多的检查，在这些检查中，孕妈一定不要忽视甲状腺的检查。原因在于孕妈出现甲状腺疾病会影响到宝宝的生长发育，特别要注意的是会影响到宝宝的智力发育。甲状腺疾病是育龄女性常见的疾病，妊娠可能影响甲状腺疾病进程，反之，甲状腺疾病也可能在怀孕过程中影响孕妇和胎儿，甚至可能会导致流产或妊娠期间的严重并发症。孕期甲状腺疾病常见的是甲状腺功能减退症（甲减）和甲状腺功能亢进症（甲亢）。

女性在怀孕期间基础代谢率会增加，可能表现为暂时性甲状腺功能亢进症，这是由于怀孕妇女的人绒毛膜促性腺激素浓度增加导致的。此激素有类似促甲状腺素的功能，所以可造成孕妈怀孕初期（8～13周左右）有类似甲状腺功能亢进症的症状，如体重未增加但是却有心跳加快、异常疲累等感觉，或出现剧烈的孕吐。孕妈的这些表现都是因为人绒毛膜促性腺激素需要在这段时间刺激母体甲状腺产生足够的甲状腺素，来确保宝宝的神经发育顺利进行。由于甲状腺疾病的某些症状（体重增加、乏力、浮肿等）与妊娠期的表现相同而容易被忽略，所以孕期应该做好甲状腺激素水平的监测。一般来说，在"建小卡"时医院会对孕妈们进行甲状腺功能检查，如果检查的指标不合格，孕妈们一定要咨询医生并定期进行复查。

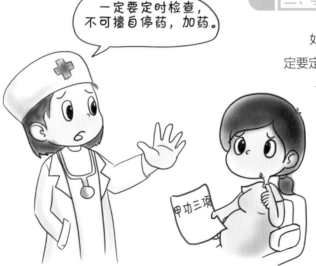

一定要定时检查，不可擅自停药，加药。

如果在怀孕期间被确诊为甲亢，孕妈们一定要定期检查甲状腺功能（一般每2～4周检查一次）并在医生指导下进行正规治疗，切不可自行用药。过度的甲亢治疗，有可能会导致孕妈先兆子痫、充血性心脏衰竭；增加胎儿甲状腺功能亢进发生的风险。相反，如果孕妈们甲亢治疗不足，可能导致胎儿中枢性先天性甲状腺功能减退。

治疗孕期甲亢主要的药物有丙硫氧嘧啶和甲巯咪唑。丙硫氧嘧啶不易通过胎盘，所以致畸的风险也相对较低，但是可能会引起严重的肝损伤；甲巯咪唑的肝毒性较低，但是会有一定的致畸风险。所以一般建议妊娠的前16周（器官形成时期）首选丙硫氧嘧啶，16周后再选择是否换用甲巯咪唑。请孕妈们放心，虽然这些药物会穿透胎盘，但致畸比例极低，所以只要在医生的指导下使用，都是很安全的。在服药期间，应选择低碘、高蛋白、富含维生素的膳食，海带、紫菜等含碘较高的食物最好不要食用。有些孕妈害怕药物会对胎儿造成影响，所以甲状腺功能指标一正常就擅自停药，这种方法也是不可取的。擅自停药有可能使甲亢病情出现反复，所以孕妈们一定要听从医生的指导按时服药。

关于哺乳期抗甲状腺药物的使用，存在一定的争议。诸多的临床研究中表明抗甲状腺药物产后哺乳是安全的，如进口的甲巯咪唑片说明书中就提到治疗期间可以哺乳，但国产的说明书上却明确规定哺乳期妇女禁用。所以孕妈们在哺乳前需详细咨询医生，看看是否需要在服药时间上进行调整。

甲状腺功能低下的孕妇流产、贫血、妊娠高血压、胎盘早剥和产后出血的发生率会增加，不进行治疗还会影响胎儿的发育与健康，可能出现早产、低出生体重和新生儿呼吸窘迫。另外，甲状腺激素对胎儿脑部正常发育相当重要，甲状腺激素缺乏会影响胎儿神经发育，导致智力评分下降。甲状腺功能低下的女性一般会有怕冷、疲劳、皮肤干燥的症状，也有部分女性没有任何症状。如果可能，建议育龄期女性能在妊娠前或者在妊娠8周以前筛检甲状腺功能，对存在甲状腺功能低下或亚临床型甲状腺功能低下的女性应尽早开始治疗，降低母体甲状腺功能低下对自身以及对胎儿的不良影响。

当碘的摄入量足够时，左甲状腺素 (L-T4) 是治疗孕妇甲状腺功能低下的首选药物。该药是人工合成的甲状腺素，与人体自身产生的甲状腺素几乎一样，所以在推荐的治疗剂量下不会对胎儿造成影响。左甲状腺素可在空肠与回肠被吸收，空腹条件下胃内呈酸性状态，这对后续的小肠吸收至关重要，所以最优的服药时间是早晨起床后空腹服药一次。如果偶尔漏服一次，可以在第二天服用加倍剂量。左甲状腺素与一些药物或者食物同服时需要间隔一定时间：

药物或食物	间隔时间
维生素、抗高血压药、滋补品	1 小时
含铁、钙的食物或药物	2 小时
奶、豆类食物	4 小时

哺乳期的妈妈们在推荐治疗剂量下，分泌到乳汁中的左甲状腺素量也不足以导致婴儿发生甲状腺功能亢进或促甲状腺激素分泌被抑制的症状，所以服用左甲状腺素期间完全可以进行哺乳。

武汉大学中南医院药学部：吴建华

江苏省人民医院药学部：赵午煦

图书在版编目（CIP）数据

孕育健康好宝宝：孕产期用药必知 / 赵杰主编. —
北京：人民卫生出版社，2020.9
ISBN 978-7-117-30436-6

Ⅰ. ①孕… Ⅱ. ①赵… Ⅲ. ①孕妇 – 用药法 – 普及读
物②产妇 – 用药法 – 普及读物 Ⅳ. ①R452-49

中国版本图书馆 CIP 数据核字（2020）第 166733 号

人卫智网	www.ipmph.com	医学教育、学术、考试、健康，购书智慧智能综合服务平台
人卫官网	www.pmph.com	人卫官方资讯发布平台

孕育健康好宝宝——孕产期用药必知
Yunyu Jiankang Haobaobao——Yunchanqi Yongyao Bizhi

主　　编：赵　杰
分册主编：魏继福　徐阿晶　程　虹
出版发行：人民卫生出版社（中继线 010-59780011）
地　　址：北京市朝阳区潘家园南里 19 号
邮　　编：100021
E - mail：pmph @ pmph.com
购书热线：010-59787592　010-59787584　010-65264830
印　　刷：北京顶佳世纪印刷有限公司
经　　销：新华书店
开　　本：889 × 1194　1/24　印张：4.5
字　　数：100 千字
版　　次：2020 年 9 月第 1 版
印　　次：2020 年 10 月第 1 次印刷
标准书号：ISBN 978-7-117-30436-8
定　　价：49.00 元
打击盗版举报电话：010-59787491　E-mail：WQ @ pmph.com
质量问题联系电话：010-59787234　E-mail：zhiliang @ pmph.com

55检